儿科常见病解惑

徐灵敏 著

U0333086

上海科技教育出版社

图书在版编目(CIP)数据

儿科常见病解惑/徐灵敏著.—上海:上海科技教育出版社,2018.6

ISBN 978-7-5428-6687-5

Ⅰ.①儿… Ⅱ.①徐… Ⅲ.①小儿疾病—常见病—诊疗 Ⅳ.①R72

中国版本图书馆CIP数据核字(2018)第029210号

责任编辑 蔡 婷
封面设计 李梦雪

儿科常见病解惑

徐灵敏 著

出版发行 上海科技教育出版社有限公司
(上海市柳州路218号 邮政编码200235)

网 址	www.sste.com www.ewen.co
经 销	各地新华书店
印 刷	常熟华顺印刷有限公司
开 本	787×1092 1/16
印 张	7.25
版 次	2018年6月第1版
印 次	2018年6月第1次印刷
书 号	ISBN 978-7-5428-6687-5/R·450
定 价	22.00元

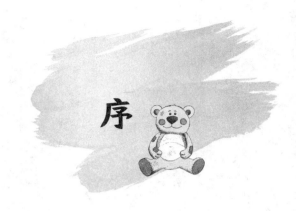

序

　　儿科学研究的对象是自胎儿至青春期的儿童，是内、外、妇、儿四大临床医学二级学科之一，对人类生命健康和未来发展影响巨大。因此，各国政府历来都重视儿科及儿童保健工作，近期，我国也把加强儿科医疗建设作为新阶段全国卫生工作重点之一。

　　在当今互联网时代，人们获得信息的能力空前提高，可随时打开手机、电脑等各种网络终端寻找自己所需要的答案，儿童的家长更加擅长和喜爱这一现代便捷的获取信息的工具，但他们往往在搜到了海量的信息后更加迷茫和不知所措，甚至影响了就诊时对医生的信任。这就要求儿科医生用规范科学的知识科普大众，更好地尽到"保障儿童健康，提高生命质量"这个职业职责。近期，国家也把加强科普宣教、提升公民科学素质作为新阶段全国卫生工作重点之一。

　　儿童是社会的未来、家庭的宝贝，我们应当理解患儿家长的心急如焚、担心多虑，对儿科医生要有更高的职业要求，不仅会诊疗疾病，更要学好与家长交流与沟通这门学问。我们需要一本适合成长中的儿科医生、护士及儿童家长阅读的通俗儿科学读物，医患双方都可以从中学习儿科常见问题的临床诊疗及医患沟通技能，学会把系统、规范、理性的职业训练与现实的多样性、复杂性相结合，将来自零星知识的信息干扰转变为科学规范的系统信息，帮助大众从各种繁复芜杂的信息中挣脱出来，更好地为儿童的健康成长保驾护航。

　　徐灵敏博士长期从事儿科临床工作，是一位深受大众尊敬和信赖的儿科教授，近年来已发表儿科专业及科普文章近300篇，产生了广泛影响。2016年荣获上海科普教育创新奖二等奖。本书以儿科常见病防治、日常临床纪实为主题，用叙事的语言娓娓道出医学的缤纷多彩，以人文医学形式呈现给大家，是儿科医学科普教育的又一次创新尝试。

复旦大学附属中山医院青浦分院执行院长

2017年10月20日

前　言 ···

　　懂得孩子是儿科医生在日复一日的临床诊疗工作中习得的基本功,爱孩子、为了孩子是儿科医患双方的共同情感和意愿。儿童就诊的主要问题即主诉,儿科医生首先需要围绕主诉问诊了解现病史、既往史、家族史,再进行体格检查评估儿童的全身及局部状况,然后申请必要的辅助检查,最后综合分析现有临床资料,做出相对正确精准的诊疗处理。其中,问诊病史很重要,病史就是疾病的发生发展过程及影响因素,包括生存环境、喂养教育方式、遗传背景及生长发育过程。

　　繁忙的临床工作,很多时候我也不得不在3~5分钟内结束一次全家人带着很多疑问的儿科诊疗,于是就把很多想对家长朋友们说的话写成科普文章发布在网络媒体,希望神奇的网络可以跨越地域和时空、跨越人际沟壑,把这些话语传送给我所关心的儿童及其家长,让他们在学习儿科知识的基础上以科学、理性的态度对待儿童生长发育中的问题,更好地为孩子保驾护航。

　　多年来,儿科医生短缺问题备受关注,儿童看病难与过度医疗、医患关系紧张与刚性需求大的矛盾突出,亟待全社会共同努力、积极化解。作为一名在临床工作了近30年的儿科医生,传授临床经验,培养教育成长中的儿科医生和护士,也是我不断写作的动力之一。本书的主要内容包括儿童的生长发育、儿童保健及儿科常见病防治,并收纳了一些儿科临床诊疗故事,通过诊疗过程的描述展现儿科科学知识、健康理念、诊疗态度、医患关系等儿科常见的医患双方都关注的问题,希望有助于大家总结经验教训,不断提高儿科临床诊疗水平,为营造有益于儿童健康成长的良好社会人文环境尽点绵薄之力。

　　儿科最大的难题是常见病患儿大量拥入三级医院就诊,因此,加强儿科医生培

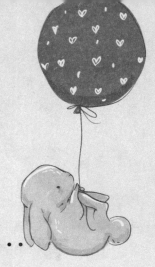

养、促进现有医疗资源合理运行、引导儿童首诊进社区是当前亟待解决的临床问题。近期，国家出台了一系列加强基层儿科医疗建设的惠民政策和措施，我所在医院承担了本区10家社区卫生服务中心的儿科临床技能培训任务，同时也承担了2016年上海市科委资助项目"儿童常见病区域内分级诊疗与健康管理模式的研究"（项目号16411972500），撰写此书也是为了更好地完成这两项促进分级诊疗、加强基层儿科建设的教学和科研任务。

本书从孕前准备开始详述如何为儿童的生长发育保驾护航，以我近10年来笔耕不断、记录存留的点点滴滴儿科临床经历为基础，用人文医学的笔触来叙说儿科医疗和儿童健康，适合儿科医护、儿童家长及关注儿童健康的普通大众阅读。儿科临床诊疗中充满着人性的光辉，儿科医生和儿童家长交谈沟通中的喜怒哀乐洋溢着人间的真情大爱。本书努力让严肃的医学问题带着人文的温暖生动起来，同时又不失儿科医学本身的科学性、系统性、严肃性及正确性，希望读者阅读本书时就像是在家门口聆听一位经历丰富的儿科医生述说过往，希望本书能为儿童健康幸福的灿烂明天多添一缕蔚蓝！

感谢多年来支持鼓励我笔耕不断的医院领导、医学师长、儿科同道、儿童家长及社会大众！

徐灵敏

2017 年 10 月 1 日

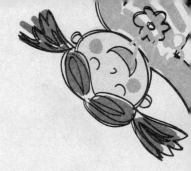

目　录

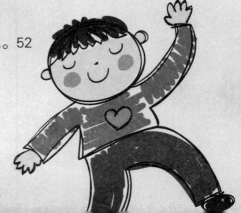

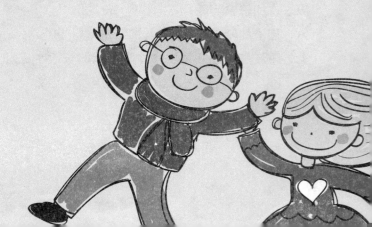

第一章
儿童的生长发育

一、古老育儿经"3岁看大7岁看老"中蕴含的儿科学

"3岁看大7岁看老",街坊四邻中有的长辈在点评晚辈时经常顺口这样说,他们在夸奖一个成就斐然的青年才俊时这样说,在批评一个不务正业的纨绔子弟时又这样说,在教育年轻父母如何管教孩子时也这样说。"3岁看大7岁看老"这句古老的育儿经是夸奖、是批评、也是教育,更是中华民族几千年祖祖辈辈人生经验的智慧结晶,而现代生命科学研究也已经循证到很多支持这一说法的儿科学的科学依据。

研究发现,儿童神经心理的成长是以神经系统的发育成熟为基础的,神经系统的发育在胎儿期领先于其他各系统,出生时大脑已有全部主要的沟回,只是皮层较薄、沟裂较浅;新生儿神经细胞数目已与成人相同,只是树突与轴突少而短。3岁时神经细胞分化已基本完成,8岁时接近成人,与育儿经"3岁看大7岁看老"相一致。儿科学在对儿童生长发育分期中,3岁前为人生的婴幼儿时期,7岁前为学龄前期。

（一）婴幼儿期是大脑心理发育的重要时期

1. 婴幼儿期是大脑发育的重要时期　大脑是人作为个体生存和发展的司令部、关键器官,特别是对智力和行为起决定作用。儿科学研究显示3岁之前是一个人大脑发育的重要时期,出生时的新生儿脑重占其体重的10%~12%,1岁时已经接近成人脑重的60%,3岁时约为出生时的3倍、约占成人脑重的75%。出生后脑重的增加主要是神经细胞体积的增大、树突的增多、加长,以及神经髓鞘的形成和发育。孩子在出生后2~3年内,无论在生理和心理方面,良好的育儿刺激对大脑的功能和结构都有重要的影响。这一年龄段的孩子重要的行为表现,就是好奇、多动,这是因为他们的大脑在不断获得信息,能量消耗比较大,需要的营养比成人要多,身体发育同时也加快。3岁以后,大脑的复杂性和丰富性已经基本定型,并且停止了新的信息交流,这时大脑的结构就已经牢固成形。

2. 婴幼儿期是性格形成和能力培养的关键期　正因为如此,孩子幼时的生活经历将会极大地影响大脑神经细胞之间的联系程度,同时也影响着孩子的心理健康程度。美国研究幼儿心理行为的卡斯比教授指出,一个人对3岁之前所经历的事情会像海绵一样吸收。这意味着孩子性格形成和能力培养的关键期就在3岁之前,这个阶段的孩子跟随什么样的人,接受什么样的教育,就将会形成相应的性格。和其朝夕相处的成人所说的每一句话、所做的每一个动作,其记忆都可能会深深地烙在他们的心灵深处。

3. 儿科学的宗旨　保障儿童健康,提高生命质量是儿科学的宗旨。科学发现,在一个充满忧虑和紧张气氛的家庭里长大的孩子处理问题的能力相对较差,而且很容易被自身的感情压垮。相反,那些生活在充满爱心的环境里的婴儿则会与环境频繁地进行交流,进而促进额叶前部的血循环,这样就增强了以后对精神疾病和其他疾病的抵抗力。因此,在孩子3岁之前的成长过程中,父母和幼儿园老师担当着不可推卸的重任。父母和老师只有深谙育儿之道,抓住3岁这一关键期,才能赢得孩子未来的成功和胜利。当然,儿科医生在面对孩子及其家长的医疗决策及言谈举止也会影响到孩子,所以儿科医生的修养和品德也会影响到整个社会的人口素质。

(二) 婴幼儿期是语言行为模式的定型时期

1. 婴幼儿期学会的语言是母语　科学家认为,孩子学习语言不是慢慢地一字一句地学习,而是存在突然的"语言爆发期"现象。例如,在2岁之前他们对语言的把握很模糊,但2岁之后突然某一天就能够很容易地掌握各种很复杂的表达技巧了。研究发现,无论一种语言有多复杂,没有接受过教育的本民族人都会熟练运用,这就是母语。通常来说,孩子到了2岁的时候就会表达比较复杂的句子,甚至会使用不同时态和语态的动词或者连词,而且还会使用长句和分句了。在这个年龄段,孩子从无意识的状态过渡到有意识的状态,而且已经建立了他所在的生存群体和特定社会阶段所特有的心理结构和语言表达机制。

2. 语言行为基本模式的形成在学龄前期　儿科学生长发育关注的重点之一是

儿童智能行为发育的关键期,关键期是指最易学会和掌握某种知识技能、行为动作的特定年龄段。在关键期对孩子进行及时的教育,孩子学起来容易,学得也快,能够收到事半功倍的效果,但如果错过关键期再去学,就要花费很多的精力和时间,事倍功半。科学研究发现,孩子学习说话的过程大多是父母注意不到的,正是在这些不被察觉的学习过程中日积月累,产生了令父母惊异的必然结果。到了6岁,儿童的语言表述已经非常准确了,他们了解并且能够使用母语的一些规则,已经独立完成了学习语言的整个过程。语言就是行为的表达,行为和语言相互作用,使孩子的成长得以完成"关键期"的基本行为模式。语言的不断发展是人类文明进步的基础,儿童在学龄前期自觉、自然地学习语言的能力是人类取得众多辉煌成就的关键因素。印度"狼孩"卡玛拉被人发现时已有7岁多,重返人间后已经错过了生长发育的关键期,经过长达6年的专业教育训练,行为和智商能力也只能达到4岁儿童的水平。

(三) 幼年时的营养和疾病会影响一生的健康

1. 身高的1/3是在2岁前长成的　几乎每个妈妈都有定期为孩子量身高的习惯。看着那条红色的身高线一点一点往上提升,随着时间一天天过去,怀里的小宝宝一点点长高,慢慢长成少年、青年,每个妈妈的心里都充满喜悦。那么,孩子是怎样长高的呢?科学研究发现,婴幼儿时期和青春期是人长高的两个高峰期。人从出生至成年体格的长成,其生长速度不是匀速的,出生至2岁时共长28厘米,其中在4个月以前、5~12个月、1~2岁这3个年龄段各完成1/3。2岁前营养对生长的影响远超过遗传因素,年龄越小越是如此。2岁后至青春期前,每年匀速长5~7厘米,直至青春期第2次加速。换言之,一个身高170厘米的成人,出生身高按平均数50厘米计算,其身高1/3以上是在出生至2岁阶段形成的。所以说,3岁前如受到营养、疾病或药物等有害因素的影响,其对身高的损害将大大超过3岁后。

2. 成人的心脑血管疾病与7岁前的营养过剩关系密切　儿童的营养不均衡和营养过剩问题越来越被关注,小胖子、小药罐、小病号在学龄前期儿童群体中占有很高的比例,一些成人疾病出现向孩子加速下沉的趋势。近年来的大量研究表明,动脉粥样硬化、冠心病等严重的心脑血管疾病可起源于小儿时期,并与小儿血脂异常相关联。因此,儿科医生和家长朋友们了解小儿血脂异常的相关知识,积极主动地关注小儿血脂异常的临床诊断和防治,切实有效地早期干预小儿血脂异常及其相关心脑血管疾病的发生,有助于延缓和控制成人相关疾病的发生。育儿经"3岁看大7岁看老"提醒我们,孩子的健康需要从小打下良好的基础,生命的质量需要健康的生活方式做保证。

综上所述,古今中外,各个国家和民族都把做好0~6岁儿童的保健工作作为重点,因为这是人类发展进步的希望所在,也是投资最小、回报最显著的事业。我国0~6岁儿童的保健工作一直备受重视,无论多么困难,儿童保健机构始终是国家的重点财政保障机构。《国家基本公共卫生服务规范》(以下简称《规范》)自2009年启动以来,在基层医疗卫生机构得到了普遍开展,2017年2月又修订发布了第3版。《规范》包括的12项国家基本公共卫生服务内容中有5项与儿童健康有关,包括居民健康档案管理、健康教育、预防接种、0~6岁儿童健康管理、孕产妇健康管理等。《规范》要求医疗、保健及疾病预防机构为每一个儿童建立《0~6岁儿童保健手册》和《预防接种证》,对保障儿童健康的公共卫生服务做出了详尽的内容要求和人员保障。

二、孕前准备是保障儿童健康的第一步

儿童是人类的未来和希望,儿童健康是民族昌盛、家庭幸福、国家富强的基础,孕前准备是保障儿童健康的第一步。孕前准备包括男女双方的知识准备、身体准备及心理准备三大方面。随着社会经济、文化及科学的发展,步入婚姻殿堂、准备在爱巢中养育子女、升级做爸做妈的人们,越来越重视孕前准备了。

生命是什么? 生命是如何遗传和复制的? 我们有办法让新生命更加美好吗? 这是孕前准备要回答的问题。在中小学义务教育课程《少儿生理卫生》和《生物》中,我们知道了遗传的规律是孟德尔定律,遗传的物质基础是位于基因和染色体上的DNA分子。1953年,在英国伦敦剑桥大学卡文迪什实验室,当富兰克林(Rosalind Franklin)、沃森(James D. Watson)、克里克(Francis Crick)等发现了DNA的双螺旋结构、并成功制作了可以揭示遗传复制规律的模型时,人们惊喜地认为揭开了生命的神秘面纱,并于1963年把诺贝尔奖授予了伟大的发现者。这个伟大的发现作为基础教育,如今已经成为居民大众共知的科学常识,也为做好孕前准备奠定了一定的群众基础。

对于大多数健康夫妻,孕前准备是在准备孕育3~6个月前到医院的妇产科门诊完成的。妇产科医生通过询问病史、体格检查及必要的辅助检查,调研分析夫妻双方的遗传背景、生活环境及身心健康状况,评估他们孕育健康宝宝的风险,决策需要实施的干预措施,促进有利因素、防止不利因素,做好保障儿童健康的第一步。

(一)孕前准备的调研及风险评估

1. 病史询问 包括夫妻双方结婚后的生活状况、现病史、家族遗传性疾病史、个人生长发育史及既往疾病史、传染病接触史。

2. 体格检查 夫妻双方的常规体格检查及生殖系统检查,必要时进行心理健康评估。

3. 辅助检查

(1)评估夫妻双方自身健康状况的检查 血尿粪三大常规化验、心肝肾功能、内分泌及生殖系统相关激素的检查。

(2)宫内感染相关的病原学检查 又称优生优育化验,目前普遍应用的是TORCH系列检查,TORCH是弓形虫、风疹、巨细胞病毒、单纯疱疹病毒等几种常见的宫内感染后可导致胎儿畸形的病原体的组合简称。检测后发现目前有感染者,应在治疗并确定治愈后再考虑备孕。

(3)妇科专科检查 包括妇科彩超、宫颈细胞学及阴道分泌物检查等。

(4)遗传风险评估 有家族遗传病史者,建议进行相关疾病的遗传风险评估。必要时应用试管婴儿等辅助生育技术,选择健康的遗传物质,阻止不良基因的下传。

(5)妊娠风险评估 对于年龄大于35岁的高龄女性、或已有不良生育史的夫妻,建议进行相关疾病的妊娠风险评估,必要时应用试管婴儿等辅助生育技术。

（二）促进孕育健康的措施

1. 日常生活的准备 选择良好的居住环境,包括阳光充足、空气新鲜、水源清洁、无噪声、住房宽敞、无污染等。夫妻双方均需保持心情愉快、劳逸结合、适当加强营养,戒掉吸烟、酗酒、吸食毒品等不良嗜好,避免滥用药物及保健品。夫妻双方保持良好的卫生习惯有助于加强自身免疫力,预防细菌、病毒等感染性疾病的发生。

2. 补充叶酸 叶酸是B族维生素中的一种营养素,又称维生素B_9,因为是从菠菜叶中被发现而得名,属于水溶性,无法在体内聚集储存。叶酸是胎儿生长过程中的必备物质,备孕期和孕期及时补充适量的叶酸可以有效地提高受精卵和胎儿的质量,有利于预防婴儿神经管发育畸形、唐氏综合征、先天性心脏病和兔唇等疾病,还可预防早产及孕期巨幼细胞贫血。叶酸需要在孕前1~3个月开始每天服用,每天补充400微克,直到妊娠满3个月。

3. 宣教导致出生缺陷的不良因素 这些不良因素包括:

(1)近亲结婚,遗传性疾病的发病率明显增加。

(2)高龄妊娠,孕母大于35岁,胎儿患唐氏综合征风险增加。

(3)孕期叶酸等营养素的缺乏可造成神经管畸形,需要在孕前即开始补充叶酸等营养素。

(4)孕妇发生风疹病毒感染等TORCH感染,可导致出生缺陷的发生。

（5）血糖监测很重要，孕妇患糖尿病等疾病会增加胎儿畸形的发生率。

（6）不少药物有导致胎儿畸形的可能，孕妇应尽量少用药物。

（7）吸毒、吸烟、酗酒、大量饮咖啡等可导致胎儿发育异常，孕妇要戒掉所有这些不良嗜好。

（8）汞、铅、苯、农药、放射线等有致畸作用，孕妇要避免接触这些有毒有害的物质。

综上所述，孕前准备是指运用现有的科学知识，在综合分析夫妻双方的临床资料的基础上，给予更好的孕育建议和必要的干预措施。孕前准备将会随着医学科学对生命奥秘揭示的逐渐深入而不断改进，但也许永远不能随心所欲改变所有生命固有的规律。避免出生缺陷的发生是孕前准备的一个主要目的，但时至今日，出生缺陷的发生率仍在逐年增加。

三、产前检查是对儿童最好的祝福

应该恭喜每一位怀孕的准妈妈，当然最开心的是准爸爸了，开始孕育生命这个自然而神奇的过程是值得庆贺的。一个幸运的精子历尽千辛万苦成功嵌入一个卵子体内，两个充满生命活力的生殖细胞融合在一起形成了受精卵，一个新的生命体从此诞生了。

我们可以把这个小生命想象为一个贪吃的小虫，因为他很小，小到需要用显微镜才可以看见，他拥有了人类23对共46条染色体上所有的生命密码、可以进行分裂繁殖分化、能够传递表达遗传信息，在母亲体内欢快地吸收着营养，自由自在地向着人的目标努力生长，长成到一个足够大的人就会瓜熟蒂落、脱离母体。生命的顽强精彩，母亲的伟大无私，铸就了人类社会的生生不息、繁荣昌盛。

保障母子的生命健康安全是各国公共卫生制度建设的重要组成部分，我国2009年启动《国家基本公共卫生服务规范》，2017年2月发布了第3版，在《孕产妇健康管理服务规范》中对产前检查做出了详尽明确的要求。该规范要求医疗机构要负责辖区内常住孕产妇的健康管理，于孕13周前为孕妇建立《母子健康手册》。产前检查是保障母婴健康安全的重要措施，也是对儿童最好的祝福，应该惠及每一位母亲及其孕育中的婴儿。

（一）基本公共卫生服务的内容和程序

1. 孕早期健康管理

（1）开始孕早期健康教育和指导

（2）孕 13 周前由孕妇居住地的乡镇卫生院、社区卫生服务中心建立《母子健康手册》。

（3）孕妇健康状况评估 询问既往史、家族史、个人史等，观察体态、精神等，并进行一般体检、妇科检查和血常规、尿常规、血型、肝功能、肾功能、乙型肝炎，有条件的地区建议进行血糖、阴道分泌物、梅毒血清学试验、HIV 抗体检测等实验室检查。

（4）开展孕早期生活方式、心理和营养保健指导 特别要强调避免致畸因素和疾病对胚胎的不良影响，同时告知和督促孕妇进行产前筛查和产前诊断。

（5）根据检查结果填写第 1 次产前检查服务记录表，对具有妊娠危险因素和可能有妊娠禁忌证或严重并发症的孕妇，及时转诊到上级医疗卫生机构，并在 2 周内随访转诊结果。

2. 孕中期健康管理

（1）进行孕中期健康教育和指导，孕 16~20 周和孕 21~24 周各一次。

（2）孕妇健康状况评估 通过询问、观察、一般体格检查、产科检查、实验室检查对孕妇健康和胎儿的生长发育状况进行评估，识别需要做产前诊断和需要转诊的高危重点孕妇。

（3）对未发现异常的孕妇，除了进行孕期的生活方式、心理、运动和营养指导外，还应告知和督促孕妇进行预防出生缺陷的产前筛查和产前诊断。

（4）对发现有异常的孕妇，要及时转至上级医疗卫生机构。出现危急征象的孕妇，要立即转诊上级医疗卫生机构，并在 2 周内随访转诊结果。

3. 孕晚期健康管理

（1）进行孕晚期健康教育和指导，孕 28~36 周和孕 37~40 周各一次。

（2）开展孕产妇自我监护方法、促进自然分娩、母乳喂养以及孕期并发症、合并症防治指导。

（3）对随访中发现的高危孕妇应根据就诊医疗卫生机构的建议督促其酌情增加随访次数。随访中若发现有高危情况，建议其及时转诊。

（二）出生缺陷的产前筛查和防治

在基本公共卫生服务中发现的需要做产前诊断和转诊的高危重点孕妇，转诊到上级医院，重点是进行出生缺陷的产前筛查和防治，其中唐氏综合征（又称 21-三体综合征）是筛查重点。唐氏综合征即 21-三体综合征，又称先天愚型，是人类最早发现且最常见的常染色体病，人体有 23 对共 46 条染色体，唐氏综合征的细胞遗传学特征是第 21 号染色体呈三体征，发生机制是由于生殖细胞在减数分裂形成配子时，或受精卵在有丝分裂时21号染色体发生不分离,使胚胎体细胞内存在一条额外的21号染色体,发病率随孕母年龄增高而增加。

产前诊断唐氏综合征的筛查项目又称唐筛检查,包括甲胎蛋白(AFP)、游离雌三醇(FE3)和绒毛膜促性腺激素(HCG)等常用的三联筛查。随着分子细胞遗传学检测技术的发展,目前还可以在不同的孕期应用不同的方法,检测高危孕妇的外周血淋巴细胞、羊水细胞或绒毛膜细胞的21号染色体有无异常,提高了产前诊断率。

1. 早唐筛查 即孕早期的唐氏综合征筛查,进行的时间为妊娠11~13+6周,阳性检出率为85%~90%。

(1)早唐筛查方法 主要是 PAPP-A(妊娠相关a血浆蛋白)和β-hCG两种血清标志物联合应用的二联筛查方法,结合B超的胎儿颈项透明层(NT)来综合判断。

(2)早唐筛查的对象 所有单胎、双胎妊娠孕妇均适合做,而多胎(三胎妊娠或以上)孕妇或多胎一胎胎死宫内,此时可行NT检查,但不做血清学筛查。

(3)NT筛查的准确性 由于NT测定的技术及设备要求较高,以及受检测人员的主观因素影响较大,NT检测的结果会存在误差。NT增厚意味着胎儿存在75%的可能性是21-三体。如果进一步增厚,医学上叫颈部水囊瘤,那么胎儿是染色体异常(包括21-三体、18-三体、13-三体、45,XO)的可能性高达90%。NT不是常规项目,不是必做项目。

2. 中唐筛查 即孕中期的唐氏综合征筛查,进行的时间为妊娠14~20+6周,最佳孕周为16~18周,阳性检出率为65%~75%。

(1)无创性胎儿染色体检测(NIPT) 通过采集孕12~26+6周的孕妇外周血(5~10ml),提取游离DNA,采用新一代高通量测序结合生物信息分析,得出胎儿患染色体非整倍体疾病的风险率。根据目前技术发展水平,无创胎儿DNA检测适用于常见胎儿染色体非整倍体异常的筛查,包括:21-三体综合征、18-三体综合征、13-三体综合征等,准确率达99%以上。

1)NIPT的优点 ①仅需抽取孕妇外周血,无需进行羊膜腔穿刺术,对胎儿及孕妇没有创伤。②检测的孕周范围较大:12~26周。③预期检出率远远高于早唐筛查,对21-三体、18-三体、13-三体等的检出率均高于99%,假阳性率低于1%,一般为0.05%左右,是属于"高级筛查"。

2)NIPT的禁用范围 ①夫妻有一方已被确诊患有染色体疾病或携带异常染色体。②4周内接受过免疫治疗的孕妇。③既往接受过器官移植、干细胞治疗或合并恶性肿瘤的孕妇。④孕周<12周、≥27周的孕妇。⑤各种基因病的高风险或疑似患病人群。

3）NIPT慎用范围 ①双胎孕妇，包括自然受孕双胎以及试管婴儿植入双胎、成活双胎的孕妇。②多胎变单胎，孕8周之前确定单胎，且确定单胎时间与抽血时间相隔8周以上的自然受孕及试管婴儿的孕妇。③1年以上接受过异体输血的孕妇。④4周以上接受过免疫治疗的孕妇。⑤体重在100kg以上的孕妇，因体量太大，血液被稀释后使cffDNA含量低，检测困难。

4）NIPT的局限性 ①仅是针对21-三体综合征、18-三体综合征和13-三体综合征三种染色体病，对其他疾病的染色体数目异常及染色体中的嵌合体型、易位型等结构异常无法诊断。②虽然检出率很高，但是依然是产前筛查的一种技术手段，不能作为产前最终诊断。③价格昂贵。

（2）有创性胎儿染色体检测 即羊膜腔穿刺术，简称羊水穿刺，是目前公认的产前诊断金标准，可以用于胎儿多种染色体疾病的确诊，最终出具的核型分析报告覆盖23对染色体，既可以知道染色体的数目异常（比如21-三体、18-三体、13-三体），也可诊断染色体结构异常，例如平衡易位，非平衡性结构异常等，因此诊断范围非常广，基本涵盖了所有染色体疾病。

1）羊水穿刺的适用范围 ①夫妻双方之一在预产期时年龄≥35岁。②唐氏筛查或无创DNA筛查高风险者。③曾生育过先天性缺陷儿，尤其是生育过染色体异常患儿者。④有性染色体遗传病家族史者。⑤夫妇一方是染色体异常者或平衡易位的携带者。⑥胎儿有单基因遗传病高风险，比如夫妻双方为同型地中海贫血基因携带者。⑦影像学检查（超声或MRI）提示胎儿结构形态异常者。⑧从羊水中提取DNA，做胎儿亲子鉴定等个体识别。⑨其他医学上认为需要进行产前诊断者。

2）羊水穿刺的风险 ①孕妇有发生出血、羊水渗漏、早产、羊水栓塞、胎死宫内的可能性。②穿刺有损伤胎儿的可能性。③有发生宫内感染及胎儿感染死亡的可能性。

3）羊水穿刺准确率 羊水穿刺术用于产前诊断已有30多年的历史了，准确性和安全性得到医学界的公认，它的准确率高达99%以上。羊水穿刺报告单上面写着"未见明显核型异常"，这个结果意味着：①胎儿没有染色体疾病的概率为99%。②胎儿没有21-三体、18-三体、13-三体等染色体疾病的概率为100%。③羊水穿刺检出率高、准确率高、检测范围广，不但包含所有染色体疾病，还能检测基因缺陷。要最大限度地降低穿刺引起的流产或者胎儿损伤，不仅需要术前严格的检查，精确地超声定位，更重要的是医生娴熟的手术技能。

3.影像学在胎儿畸形筛查方面的应用 目前临床常用的是B超和四维彩色超声检查

（1）B超 安全系数合格的B超设备的超声输出功率有严格的控制，正确操作B超设备的医生会时刻控制超声的剂量，在正常情况下，B超用于产前检查是安全的。

（2）四维彩超 可以直观地给出胎儿面部及躯体状况，可以看见这个胎儿在肚子里的模样及异常，可以比较清晰地发现如下异常：①唇腭裂。②神经系统畸形，如无脑儿、脑积水、小头畸形、脊柱裂及脑脊膜膨出等。③消化系统畸形，如脐部肠膨出、内脏外翻、肠道闭锁及巨结肠等。④泌尿系统畸形、肾积水、多囊肾及巨膀胱、尿道梗阻等。⑤其他畸形。

综上所述，随着产前诊断评估技术的不断改进，人们在保障儿童健康、防治出生缺陷的发生中有了更多的选择和依据。但是产前检查能发现的只是少量问题，而且发现的问题也不是都需要干预处理，任何产前检查结果都需要综合分析、充分循证后才能决策临床处理。

四、出生缺陷的临床防治

出生缺陷也称为先天发育异常、先天发育畸形，是指婴儿在出生前就存在的外形或体内结构或功能上的异常。有些异常在出生时即会出现临床表现，有些则会在出生后一段时间逐步呈现，但不包括出生时损伤所引起的异常。据统计，全球每年大约有500万缺陷婴儿出生，85%是在发展中国家。我国也是出生缺陷高发的国家之一，每年的出生缺陷儿数量高达80万~120万人，30~40秒就会诞生一个出生缺陷儿，占全部出生人口的4%~6%。因此，我国政府2005年决定将每年的9月12日定为"中国预防出生缺陷日"，大力推动出生缺陷的防治工作。

出生缺陷可导致胎儿死亡、婴儿死亡及终身残疾，给个人、家庭及社会均带来沉重的精神和经济负担。因此，出生缺陷不仅是一个严重的公共卫生问题，而且已成为影响国民经济发展和人们正常生活的社会问题。如何预防出生缺陷的发生、促进儿童健康是医生的职责，也是每个家庭、每个父母必须要学习知晓的事情，全面了解出生缺陷的种类及其发生的相关因素，有助于出生缺陷的防治。

（一）出生缺陷的种类

出生缺陷可累及人体的各系统、器官，种类繁多，依据不同的分类标准又有不同的型别，临床工作中最常见的畸形大体有以下5类：①形态结构的异常，如先天性心脏病、唇裂（俗称兔唇）、多指（趾）、脊柱脊髓发育畸形等神经管发育缺陷、脐膨出、其他食管闭锁、胃肠道发育畸形等。②功能、代谢、行为的异常，如肝豆状核变性、智力低下等。③染色体异常,如唐氏综合征等。④基因异常,单基因遗传病如苯丙酮尿症、血友病;多基因病如先心、神经管缺陷。⑤遗传性缺陷,也包括环境因素突变、致畸造成的缺陷。

(二) 出生缺陷的病因和危险因素

虽然大多数出生缺陷的病因是不清楚的,但已经证实某些因素能增加出生缺陷的危险性。引起出生缺陷的原因可以分为遗传和环境两大类。

1. 遗传因素　即父母本身的遗传基因的影响,属于目前人类医学尚无法改变的因素。有些出生缺陷是由于父母双方或一方的异常基因所致,有些出生缺陷是由于基因突变所致,还有一些出生缺陷是由于染色体的异常,如多一条或少一条染色体,许多染色体异常在妊娠早期可检查出来。临床医生可以根据患儿父母以前的孕产史给予健康咨询,必要时加强围产期保健,尽可能避免发育缺陷患儿的出生。对于既往有出生缺陷婴儿的父母来说,再次孕育此类婴儿的风险将高出正常人群的3倍以上。年龄越大的孕妇,尤其是年龄超过35岁,胎儿有染色体异常的概率越大。此外,在我国部分贫穷落后地区,近亲结婚也是导致先天愚型等出生缺陷发生率较高的一个因素。

2. 环境因素　主要包括对胎儿发育有害的生物、化学、物理、药物因素以及母体的营养状况等,这些危险因素大多是可以避免的。为了降低出生缺陷的发生率,临床医生应指导孕妇从生一个健康的孩子出发,进食适宜的饮食,保证充足的睡眠,尽量避免上述有害因素的影响。

(1) 生物因素　即围生期感染,孕期患感染性疾病可能致畸已得到公认,尤其是风疹病毒感染。育龄妇女在计划怀孕前,如果既往没有感染过风疹,应接种风疹疫苗。既没有感染过风疹,又没有注射过风疹疫苗的孕妇应避免接触风疹感染者。孕妇感染某些病原体不利于胚胎正常发育,轻则胎儿发育迟缓,重则出现先天畸形,甚至死亡,发生早产、流产和不育。因此,孕前进行必要的病原体检测,有助于降低先天性畸形、早产、流产的发病率,对优生优育及提高人口素质具有积极的作用,值得推广应用。

(2) 化学和物理因素　有害的化学物质如铅、汞等重金属以及其他的毒物,也包括烟、酒以及某些药物如抗生素、解热镇痛药等。有害的物理因素如X射线、同位素等有辐射性的物质。这些可以引起出生缺陷或增加出生缺陷危险性的因素又被称为致畸因子。在胎儿发育的某一特定时期暴露于致畸因子,不同的致畸因子可引起相同的出生缺陷;另一方面,在不同孕期暴露于同一致畸因子可引起不同的出生缺陷。

总之,孕妇应戒烟和戒酒,避免拍X线片和滥用药物;孕期若患病服药前应咨询医生,要在权衡利弊中尽可能避免对胎儿的不良影响。如果必须拍X线片,孕妇应告知放射科医生或技术员,让胎儿得到尽可能多的保护。已经暴露于致畸因子的孕妇要注意在孕检中检查胎儿是否受影响;多数暴露于这些危险因素的孕妇,其胎儿没有异常。许多婴幼儿期须慎用的药物,孕妇也要慎用。

(3)营养因素 避免出生缺陷,不仅要避免接触可疑的致畸因子,而且还应保证充足的营养。多数医生都劝告孕妇除摄入营养丰富的食物外,还应补充多种适量的维生素和微量元素。已经证实,叶酸是胎儿正常发育所必需的。孕妇饮食中缺乏叶酸增加了胎儿脊柱裂和其他神经管缺陷的危险性。脊柱裂可能发生在孕妇知道自己怀孕前,因此育龄妇女每天应摄入400mg叶酸。叶酸在胃肠道内能够很快、很容易地被吸收,叶酸增补剂在体内吸收的水平明显高于食物摄取,应用叶酸增补剂是一种经济简便的途径。美国卫生署在1992年建议所有准备怀孕的妇女均应在孕前1个月到孕后3个月内每天补充叶酸400mg,以预防神经管缺陷的发生。

(三)出生缺陷的预防

1. 出生缺陷的三级预防措施 出生缺陷所造成的后果相当严重而且是不可逆的,因此预防应成为应对出生缺陷问题的关键措施。育龄妇女在孕前和孕期主动消除和避免接触各种危险因素,为胎儿的生长发育和迎接新生命提供良好的内外部环境。近年来,世界卫生组织和我国政府均在努力推广三级预防措施,以减少新生儿出生缺陷的发生率,提高出生人口的整体素质。有关专家指出,如果这些出生缺陷的干预措施能够落实,就有可能将现有出生缺陷率减少半数以上。

(1)一级预防措施 主要在重点人群中推广,以减少常见、重大出生缺陷为目的。这些措施包括:普及婚前保健,重点在农村地区开展婚前医学检查,禁止近亲婚育;除高碘地区外全民食用合格碘盐,对新婚夫妇、孕妇、哺乳期妇女和0~2岁婴幼儿实行碘营养监测和科学补碘;促进孕产期保健,加强一些必需营养素的添加,指导妇女孕前及孕期服用叶酸增补剂或强化叶酸食品;加强女职工和农村妇女孕期劳动保护,避免接触有毒有害物质;加强孕期指导,严格控制孕期用药,教育新婚或准备生育的夫妇禁烟戒酒,远离毒品。确保妇女孕前接种风疹疫苗、确保妇女孕前检查和治疗生殖道感染和某些严重慢性疾病。

(2)二级预防措施 是指实行产前筛查和产前诊断,对筛查出有出生缺陷的胎儿,经科学论证,必要时建议孕妇做引产手术终止妊娠,以减少发育缺陷胎儿的出生。

(3)三级预防措施 是指在部分地区试行新生儿和婴幼儿体检,进行先天性听力障碍等疾病的筛查、诊断和治疗,开展先天性甲状腺功能低下、苯丙酮尿症等遗传代谢病的早期筛查等。

2. 预防出生缺陷的关键时期是孕前

（1）孕前做好充分的咨询和检查　可避免因产前筛查出有发育缺陷的胎儿而行引产术给孕妇带来的痛苦。以往,人们更重视婚前检查和产前筛查,而忽略了孕前的咨询和检查。因此,为了降低出生缺陷的发生率,关键是于孕前即开始针对不同个体的预防措施,防患于未然。在孕前准备时要考虑以下8个问题:①提前4~6个月进行孕前检查。②避免近亲结婚生育和大龄生育。③孕前3个月至孕后3个月补充叶酸可预防神经管畸形的发生,整个孕期都可以补充服用叶酸。④食盐加碘可预防地方性克汀病,有些地区需要。⑤孕前3个月接种风疹疫苗。⑥在孕早期及时发现和治疗糖尿病等疾病。⑦夫妻双方均要戒烟、戒酒,远离毒品,避免接触有害物质。⑧严格控制孕期用药安全。

（2）孕前准备　是预防出生缺陷的关键,很多时候怀孕后做检查发现问题为时已晚。据有关研究表明,产前检查和围产期保健的时间安排与胚胎对致畸因子的敏感期之间存在时间差,两者之间并不匹配。胚胎发育的第3~8周是细胞分化期,对大部分致畸因子高度敏感,而通常孕妇发觉怀孕到医院进行首次产前检查时已经过了这一时期。此时,出生缺陷及其他不良生育结局可能就已经形成和存在了。

3. 高危人群的产前检查　正常妊娠的妇女孕期只需定期进行产前检查,监测胎儿生长发育情况,做好孕期母胎保健及预防并发症发生等就可以了。但对一些高危孕产妇,还需要进行羊膜腔穿刺或脐血穿刺术等特殊检查。

（1）高危人群的确定　有以下情形之一者属高危孕产妇:①孕期年龄大于35岁（或丈夫年龄大于39岁）。②孕早、中期外周血血清唐氏筛查阳性的孕妇。③夫妇一方为染色体病患者,或曾生育过染色体病患儿的孕妇。④曾生育过先天畸形儿的孕妇。⑤曾生育过智力低下儿的孕妇。⑥孕早期服用过致畸药物或有放射线接触史的孕妇。⑦多次自然流产、死胎、死产史。⑧夫妇双方均为地中海贫血患者。⑨异常的超声波检查结果（如羊水过多、羊水过少、胎儿宫内生长发育受限、发育畸形等）。⑩可疑宫内感染的胎儿。

（2）羊膜腔穿刺术的适应证　妊娠16~23周的孕妇有以下情形之一者,可进行羊膜腔穿刺术检查羊水:①孕早、中期外周血血清唐氏筛查阳性的孕妇,羊水细胞培养作胎儿染色体核型分析,排除染色体数目及结构异常。②地中海贫血的检测,适合夫妇双方均为地中海贫血患者。③可疑胎儿宫内感染,可抽取羊水行荧光免疫PCR检查。④胎儿成熟度监测,可为高危妊娠和计划分娩提供依据。

（3）脐血穿刺术的适应证　妊娠23周以后，有以下高危因素者，需做脐血穿刺术检查胎儿的脐血：①需要排除胎儿染色体异常的孕妇。②可疑胎儿宫内感染。③地中海贫血检测。④代谢性遗传病、分子遗传病等。

五、新生儿疾病筛查及采血筛查的方法

（一）新生儿疾病筛查概述

新生儿疾病筛查是通过检查外周血液等手段在新生儿期对某些危害严重的先天性疾病进行群体筛查、及早从健康人群中发现患儿并给予早期干预治疗的方法，目的是避免因代谢异常导致患儿心、肝、肾、脑等重要脏器的损害及生长发育异常。新生儿疾病筛查属于出生缺陷的三级预防措施，是减少出生缺陷、促进儿童健康、提高出生人口素质的重要手段。随着社会经济文化的发展，世界各国新生儿疾病筛查覆盖率越来越高，欧美等发达国家已接近100%。

我国新生儿疾病筛查始于1981年，2004年颁发了《新生儿疾病筛查技术规范》（2010年又修订再版），2009年颁发了《新生儿疾病筛查管理办法》，为了新生儿疾病筛查工作更趋于实用性和规范化，各省市也根据本地特点制定了相应的筛查常规及执行文件，普及筛查的种类有所不同，但也都在逐年增加中。目前，我国新生儿疾病筛查覆盖率已超过50%，上海地区新生儿筛查的疾病为六种：①苯丙酮尿症（PKU）；②先天性甲状腺功能减低症（CH）；③葡萄糖-6-磷酸脱氢酶（G6PD）缺陷病；④先天性肾上腺皮质增生症（CAH）；⑤先天性心脏病；⑥听力筛查。

人类是伟大的，又是脆弱的，人类的新生儿如果没有父母亲人的照护是无法生存的。古今中外，养育儿童都是保障家庭、国家及社会繁荣昌盛的一件大事。新生儿疾病筛查是"保障儿童健康，提高生命质量"的重要措施之一。大多数患有先天性遗传病的婴儿往往在筛查前缺乏其特异性表现，一般要到6个月后才出现疾病固有的临床症状，并日趋加重，一旦出现疾病的临床症状，表明疾病已进入晚期，即使治疗，智力低下也难以恢复。新生儿疾病筛查可在患儿出生后不久即发现疾病，给予恰当的干预治疗，可让患儿的生活能力达到接近正常人的水平。因此，作为医生和家长，都要正确积极地面对新生儿疾病筛查。

（二）采取新生儿外周血的筛查方法

1. 筛查对象　为所有出生72小时、哺乳至少6~8次的新生儿。

2. 此筛查疾病种类的方法适用于筛查遗传代谢类疾病　1974年欧洲会议曾推荐20种疾病作为筛查内容,其中包括苯丙酮尿症、枫糖尿症、组氨酸血症、半乳糖血症等。2006年美国医学遗传学会新生儿筛查专家组对现有84种新生儿先天性疾病的严重程度进行评估,根据筛查技术、诊断、鉴别诊断和治疗等条件,分为第一类29种首要筛查疾病,第二类25种次要筛查疾病及现阶段不易筛查疾病。我国目前筛查疾病仍以苯丙酮尿症和先天性甲状腺功能减低症为主,某些地区如上海则根据疾病的发生率选择如G6PD缺陷病、先天性肾上腺皮质增生症等疾病的筛查,有部分医院开始试用串联质谱技术进行其他氨基酸、有机酸、脂肪酸等少见遗传代谢病的新生儿筛查。

3. 采血方法

（1）采血时间　采血应当在婴儿出生72小时,哺乳至少6~8次后。

（2）采血滤纸　采血滤纸为一质地、厚度、吸水性、渗水性等相当均一的特制纯棉优质滤纸,为了保证筛查的质量和与国际筛查质料的可比性,要求必须与标准滤纸一致,多数新生儿疾病筛查中心选用的滤纸是国际上认可的美国Schleicher& Schuell 903特种滤纸。

（3）采血部位及采血方法　多选择婴儿足跟内侧或外侧。具体操作方法:①按摩或热敷婴儿足跟,使其充血。②酒精消毒后,用一次性采血针穿刺深2~4毫米,弃去第一滴血后将挤出的血液滴在特定的滤纸上,使其充分渗透至滤纸背面。③要求每个新生儿采集3个血斑,每个血斑的直径应≥10毫米。

（4）标本的保存与递送　血滤纸片在室温下阴干,在规定时间内送达筛查中心,或暂时放入纸袋,在2~10℃冰箱中保存。

（5）采血卡片填写　要求应在采血卡片上逐项填写所有项目,不能漏项。字迹要清楚,文字要规范。

4. 筛查方法

（1）苯丙酮尿症筛查　随着现在实验诊断技术的发展,国内多数筛查实验室已采用荧光分析法（全定量）进行苯丙酮尿症筛查,极少数仍用传统的Guthrie细菌抑制法（半定量）,也有用高效液相色谱法进行。

（2）先天性甲状腺功能减低症筛查　有酶联免疫法、酶免疫荧光法。

（3）串联质谱技术　是近10多年来发达国家已采用的,可以对包括氨基酸、有机酸、脂肪酸代谢紊乱等约25种遗传性代谢缺陷进行筛查,筛查效率高。

5. 筛查结果处理　各个筛查中心有专人负责进行,分别对待以下情况:①检测结果为阴性者,一般不通知市、县管理中心。②对阳性可疑病例,则进行复查。③若仍为阳性,需要反馈到市、县管理中心,市、县管理中心要配合做好阳性病例的召回(或追访)、复查和确诊工作。

6. 追踪病例确诊后的患儿　依据不同疾病的不同要求,及时给予长期、正确的药物治疗或饮食控制,使患儿达到相对正常的生存状况,这就是新生儿疾病筛查的目的和社会效果。

六、新生儿期采血筛查的四种疾病

（一）苯丙酮尿症

1. 苯丙酮尿症（Phenylketonuria,PKU）简介　属于常染色体隐性遗传,是一种较常见的氨基酸代谢缺陷病,由于患儿苯丙氨酸代谢途径中酶缺陷,其尿中排出大量的苯丙酮酸等代谢产物而得名。本病的主要临床特征为智能低下、癫痫发作和色素减少,本病发病率具有种族和地域差异,我国的发病率目前统计约为1:11000。

2. PKU的筛查　以苯丙氨酸（Phe）作为筛查指标,检测方法可以用荧光分析法、定量酶法、细菌抑制法和串联质谱法等,目前临床上多采用Guthrie细菌生长抑制试验半定量测定新生儿血液Phe浓度,一般大于0.12 mmol/L（2mg/dl）为筛查阳性。

3. PKU的诊断　在新生儿哺乳后3~4天,用厚滤纸采集其外周血液晾干后送检,当Phe含量超过正常2倍时（>0.24mmol/L）,应复查或采静脉血定量测定Phe和酪氨酸,若持续增高即可确诊。在正常蛋白质摄入情况下,血Phe浓度持续0.36mmol/L两次以上者均应当给予低苯丙氨酸饮食治疗,血Phe浓度≤0.36mmol/L者需定期随访观察。

4. PKU的治疗

（1）低苯丙氨酸饮食　①PKU诊断后应立即开始给予低Phe饮食治疗,治疗开始时年龄愈小,效果愈好;低Phe饮食可预防患儿发生智力低下,减少癫痫发作和行为异常,阻止脑损伤的发生。②婴儿可喂给特制的低Phe奶粉;幼儿添加辅食时应以淀粉类、蔬菜和水果等低蛋白饮食为主。③由于Phe是合成蛋白质的必需氨基酸,缺乏时亦会导致神经系统损伤,所以每日应供给30~50mg/kg以维持血中Phe浓度在0.12~0.6mmol/L水平。

（2）血苯丙氨酸浓度监测　①饮食治疗应有周密计划,治疗中应定期检测Phe水平,以便调整饮食。②低Phe饮食治疗者,如Phe浓度异常,每周监测1次;如血Phe浓度在理想控制范围内可每月监测1次或2次,使血Phe浓度维持在各年龄组理想控制范围。③定期进行体格发育评估,在1岁、3岁、6岁时进行智能发育评估,控制饮食至少到10岁。

5. PKU的预防和预后 对有本病家族史的夫妇应在孕早期采用DNA分析或检测羊水中蝶呤等方法,对胎儿进行产前诊断。开展新生儿筛查,尽早发现PKU患儿,早期治疗,控制饮食,低Phe饮食至少到10岁,大多数情况下可以防止发生智力低下的发生。

6. PKU的临床表现 患儿出生时都正常,通常3~6个月时初现症状,1岁时症状明显。没有及早发现及时给予饮食治疗的患儿,可以出现以下三大方面的临床表现。

(1)外貌 约90%患儿后出生数月后因黑素生成障碍,毛发、皮肤和虹膜色泽变浅。约1/3患儿皮肤干燥,常有湿疹,甚至持续数年。

(2)智能发育落后 这是本病的突出表现,可有精神行为异常,如兴奋不安、多动及攻击性行为等。少数呈现肌张力增高,腱反射亢进。约1/4患儿有癫痫发作,常于出生后18个月之前出现,80%伴脑电图异常。

(3)其他 呕吐和皮肤湿疹常见,尿和汗液有鼠尿臭味。

(二)先天性甲状腺功能减低症

1. 先天性甲状腺功能减低症(congenital hypothyroidism,CH) 简称甲低,根据病因可分为散发性和地方性两大类。散发性甲低系因先天性甲状腺发育不良或甲状腺素合成途径中酶缺陷所致。地方性甲低多因居住地区水、土和食物中碘缺乏所致。

2. CH的筛查 筛查指标促甲状腺素(TSH),目前国内外大都采用出生后2~3天的新生儿干血滴纸片检测TSH浓度作为初筛,一般大于10~20mU/L为筛查阳性,筛查结果大于阳性切值时再采集血清标本检测T4和TSH以确诊。

3. CH的诊断 CH筛查结果阳性者,测定血清T3、T4、TSH以进一步明确诊断。正常小儿血清T3为1.2~4.0nmol/L,T4为90~194nmoL/L,TSH 2~10mU/L。①如果T4降低,TSH明显增高,即可确诊。②血TSH增高,FT4正常者,诊断为高TSH血症。③甲状腺超声检查、骨龄测定以及甲状腺同位素扫描(ECT)等可作为辅助手段。

4. CH的治疗

(1)治疗原则 ①不论何种病因,一旦确认立即治疗,以避免或减轻脑损伤。②先天性甲状腺发育异常者需终身治疗。

(2)甲状腺激素替代治疗 ①给予左旋甲状腺素(L-T4)治疗,每天剂量1次口服。②L-T4初始治疗剂量每日6~15g/kg,使FT4在2周内达到正常范围。③在之后的随访中,L-T4维持剂量必须个体化,根据血FT4、TSH浓度调整。④血FT4应当维持在平均值至正常上限范围之内。⑤高TSH血症酌情给予L-T4治疗,初始治疗剂量可根据TSH升高程度调整。

(3)定期复查 FT4、TSH浓度,以调整L-T4治疗剂量。①首次治疗后2周复查。如有异常,调整L-T4剂量后1个月复查。②在甲状腺功能正常情况下,1岁内2~3个月复查1次,1~3岁3~4个月复查1次,3岁以上6个月复查1次。

(4)定期进行体格发育评估,在1岁、3岁、6岁时进行智能发育评估。

(5)甲状腺发育不良、异位者需要终身治疗,其他患儿可在正规治疗2~3年后减药或者停药1个月,复查甲状腺功能、甲状腺B超或者甲状腺同位素扫描(ECT)。如TSH增高或伴有FT4降低者,应当给予L-T4终身治疗;如甲状腺功能正常者为暂时性甲状腺功能减低症,停药并定期随访。

5. CH的预防和预后 CH可以通过新生儿筛查获得早期诊断和治疗,减少患儿脑损害,改善预后。若不及时治疗,可导致儿童智能和体格发育障碍。

6. CH的临床表现 CH患儿出现症状的早晚和轻重程度决定于患儿甲状腺残留细胞的分泌功能。先天性无甲状腺或酶缺陷患儿,出生后1~3个月即出现症状;甲状腺发育不良者,多在生后3~6个月症状始明显,偶尔4~5岁才有症状。

(1)新生儿期表现 新生儿甲低症状和体征缺乏特异性,可表现为母孕期胎动少,患儿多为过期产,生理性黄疸延长,可达2周以上;出生后常处于睡眠状态,反应迟钝、喂养困难、哭声低下、体温低;心率慢、心音低钝,末梢血循环差,皮肤可出现花纹和硬肿现象;常有腹胀、便秘,易误诊为巨结肠。

(2)典型表现 ①特殊面容和体征:头大、颈短,皮肤干燥、苍黄,毛发稀少;面部黏液性水肿,眼睑水肿,眼距宽,鼻梁低平,舌宽大,常伸出口外。腹部膨隆,常有脐疝。②神经系统功能障碍:患儿运动发育延迟,智力低下,记忆力、注意均降低,神经反射迟钝,神情呆板、表情淡漠。③生长发育停滞:患儿身材矮小,躯干长、四肢短小,上部量/下部量 > 1.5。④生理功能低下:纳差、腹胀、便秘,对周围事物反应迟钝,体温低,畏寒,嗜睡,声音低哑。脉搏缓慢,心音低钝,心电图呈低电压,P-R间期延长,T波低平等改变。

(三)葡萄糖-6-磷酸脱氢酶缺陷病

1. 葡萄糖-6-磷酸脱氢酶缺陷病(erythrocyte glucose-6-phosphate dehydrogenase deficiency,G-6-PD)简介 本病是由于调控G-6-PD的基因突变所致,是一种遗传性溶血性疾病,分布遍及世界各地,估计全世界有2亿以上的人患有G-

6-PD缺陷,但各地区、各民族间的发病率差异很大。高发地区为地中海沿岸国家、东印度、菲律宾、巴西和古巴等。在我国,此病主要见于长江流域及其以南各省,以云南、海南、广东、广西、福建、四川、江西、贵州等省(自治区)的发病率较高,北方地区较为少见。

2. G-6-PD的筛查　常用的3种方法为:①高铁血红蛋白还原实验:正常还原率>0.75;中间型为0.74~0.31;显著缺乏者<0.30。此试验简易,敏感性高,但特异性稍差,可出现假阳性。②荧光斑点试验:正常10分钟内出现荧光;中间型者10~30分钟出现荧光;严重缺乏者30分钟仍不出现荧光。本试验敏感性和特异性均较高。③硝基四氮唑蓝(NBT)纸片法:正常滤纸片呈紫蓝色,中间型呈淡蓝色,显著缺乏者呈红色。

3. G-6-PD的诊断

(1)病史　有以下病史者,均应考虑本病:①阳性家族史或过去病史均有助于临床诊断。②病史中有急性溶血特征,并有食蚕豆或服药物史。③新生儿黄疸,或自幼即出现原因未明的慢性溶血者。

(2)实验室检查　特异性的直接诊断方法为红细胞G-6-PD活性测定,正常值随测定方法而不同。

4. G-6-PD的治疗

(1)明确诊断后,知晓诱发因素,尽量回避之。

(2)急性溶血者,去除诱因的同时,评估溶血和贫血程度。在溶血期应供给足够水分,注意纠正电解质失衡,口服碳酸氢钠,使尿液保持碱性,以防止血红蛋白在肾小管内沉积。

(3)贫血较轻者不需要输血,去除诱因后溶血大多于1周内自行停止。贫血较重时,可输给G-6-PD正常的红细胞1~2次。

(4)应密切注意肾功能,如出现肾功能衰竭,应及时采取有效措施。

(5)新生儿黄疸可用蓝光治疗,个别严重者应考虑换血疗法,以防止胆红素脑病的发生。

5. G-6-PD的预防和预后　在G-6-PD缺陷病高发地区,应进行群体G-6-PD缺乏症的普查;已知为G-6-PD缺乏者应避免进食蚕豆及其制品,忌服有氧化作用的药物,并加强对各种感染的预防。

6. G-6-PD的临床表现

(1)新生儿黄疸　在G-6-PD缺陷病高发地区由G-6-PD缺乏引起的新生儿黄疸并不少见。感染、病理产、缺氧、给新生儿哺乳的母亲服用氧化剂药物,或新生儿穿戴有樟脑丸气味的衣服等均可诱发溶血,但也有不少病例无诱因可查。黄疸大多于出生2~4天后达高峰,半数患儿可有肝脾肿大,贫血大多数为轻度或中度,重者可致胆红素脑病。

(2)感染 诱发的溶血细菌、病毒感染可诱发G-6-PD缺乏者发生溶血,一般于感染后几天之内突然发生溶血,程度大多较轻,黄疸多不显著。

(3)先天性非球形细胞性溶血性贫血 在无诱因情况下出现慢性溶血,常于婴儿期发病,表现为贫血、黄疸、脾肿大;可因感染或服药而诱发急性溶血。约有半数病例在新生儿期以高胆红素血症起病。

(4)蚕豆病 常见于<10岁小儿,男孩多见,常在蚕豆成熟季节流行,进食蚕豆或蚕豆制品(如粉丝)均可致病,母亲食蚕豆后哺乳可使婴儿发病。通常于进食蚕豆或其制品后24~48小时内发病,表现为急性血管内溶血,其临床表现与伯氨喹啉型药物性溶血相似。

(5)伯氨喹啉型药物性溶血性贫血 是由于服用某些具有氧化特性的药物而引起的急性溶血。此类药物包括:抗疟药(伯氨喹、奎宁等),镇痛退热药(阿司匹林、安替比林等),硝基呋喃类,磺胺类,砜类,萘苯胺,大剂量维生素K,丙磺舒,川莲,腊梅花等。常于服药后1~3天出现急性血管内溶血。有头晕、厌食、恶心、呕吐、疲乏等症状,继而出现黄疸、血红蛋白尿,溶血严重者可出现少尿、无尿、酸中毒和急性肾衰竭。溶血过程呈自限性是本病的重要特点,轻症的溶血持续1~2天或1周左右临床症状逐渐改善而自愈。

(四)先天性肾上腺皮质增生症

1. 先天性肾上腺皮质增生症(congenital adrenal hyperplasia,CAH)简介 为常染色体隐性遗传代谢病,是一组由于肾上腺皮质激素合成过程中酶的缺陷所引起的疾病。典型的CAH发病率约为10/10万,而非典型的发病率约为典型的10倍,并有种族特异性,引起男性化者又称肾上腺性征异常综合征。21-羟化酶缺乏(21-OHD)为CAH最常见的病因,占90%~95%,部分患儿在新生儿期可因肾上腺皮质功能危象而危及生命。

2. CAH的筛查 通过测定干滤纸血片中17-羟孕酮浓度进行21-OHD筛查。

3. CAH的诊断 依据新生儿筛查实验、以及临床表现。

4. CAH的治疗

(1)治疗原则 对筛查17-羟孕酮明显增高、明确诊断的21-OHD新生儿,在完成诊断性检测后立即给予治疗。加强CAH疾病知识宣教,增加家长治疗信心,提高治疗依从性。提倡个体化、多学科(新生儿科、内分泌代谢科、泌尿外科等)的综合治疗,对于筛查诊断未接受治疗者,需要追访机构协助管理、督促。

(2)治疗目的　①纠正肾上腺皮质激素缺乏,维持正常生理代谢;②抑制男性化,促进正常的生长发育。

(3)治疗方法　①针对失盐型患儿,重点是及时纠正水、电解质紊乱。脱水时静脉补液可用生理盐水,有代谢性酸中毒则用0.45%氯化钠和碳酸氢钠溶液。②脱水纠正后,长期维持口服糖皮质激素和氯化钠。糖皮质激素一般用氢化可的松口服量为每日10~20mg,2/3量睡前服,1/3量早晨服。盐皮质激素用口服氟氢可的松0.05~0.1mg/d,症状改善后,逐渐减量、停药。

(4)治疗监测　在皮质激素治疗的过程中,应注意监测血17-羟孕酮或尿17-酮类固醇,失盐型还应该监测血钾、钠、氯等,调节激素用量。

(5)手术治疗　男性患儿不需手术治疗,女性假两性畸形患儿宜在6个月~1岁行阴蒂部分切除术或矫形术。

5. CAH的预防和预后　新生儿筛查成效显著,可降低新生儿病死率、减少女婴外生殖器男性化而造成性别误判,改善生长发育,目前全国有近百家新生儿筛查中心开展了CAH筛查。

对于高危家庭,可做产前检查。①21-OHD:在孕9~11周取绒毛膜活检进行胎儿细胞DNA分析。因大部分非典型21-OHD患儿生后17-OHP水平无明显升高,因此基因检测是此型患儿唯一早期诊断手段。②孕16~20周取羊水检测孕三醇、17-OHP等。③11β-OHD主要测羊水DOC及取绒毛膜作相关基因分析进行诊断。

6. CAH的临床表现　本病女孩多见,男女之比约为1:2,临床表现取决于酶缺陷的部位及缺陷的严重程度。常见的临床表现有以下几类:

(1)单纯男性化型　①系21-羟化酶不完全缺乏所致,主要表现为雄激素增高的症状和体征。②女孩表现为假两性畸形。由于类固醇激素合成缺陷在胎儿期即存在,因此,女孩在出生时即呈现程度不同的男性化体征,如:阴蒂肥大,类似男性的尿道下裂;大阴唇似男孩的阴囊,但无睾丸;或有不同程度的阴唇融合。虽然外生殖器有两性畸形,但内生殖器仍为女性型,有卵巢、输卵管、子宫。患儿2~3岁后可出现阴毛、腋毛。于青春期,女性性征缺乏,无乳房发育和月经来潮。③男孩表现为假性性早熟。出生时可无症状,生后6个月以后出现性早熟征象,一般1~2岁后外生殖器明显增大,阴囊增大,但睾丸大小与年龄相称。可早期出现阴毛、腋毛、胡须、痤疮、喉结,声音低沉和肌肉发达。④无论男孩还是女孩均出现体格发育过快,骨龄超出年龄,因骨骺融合早,其最终身材矮小。由于ACTH增高,可有皮肤黏膜色素沉着。

（2）失盐型患儿　除具有上述男性化表现外，生后不久即可有拒食、呕吐、腹泻、体重不增或下降、脱水、低血钠、高血钾、代谢性酸中毒等。若治疗不及时，可因循环衰竭而死亡。女性患儿出生时已有两性畸形，易于诊断；男性患儿诊断较为困难，常误诊为幽门狭窄而手术，或误诊为婴儿腹泻而耽误治疗。

（3）非典型型　临床表现各异，发病年龄不一。在儿童期或青春期才出现男性化表现。男孩为阴毛早现、性早熟、生长加速、骨龄提前；女性患儿可出现初潮延迟、原发性闭经、多毛症及不育症等。

七、新生儿期用仪器筛查的两种疾病

（一）先天性心脏病

1. 先天性心脏病（congenital heart disease，CHD）简介　胎儿期心脏及大血管发育异常而致的先天畸形，是小儿最常见的心脏病，近年来发病率逐渐增高。未经治疗的先天性心脏病患儿大约有1/3在生后1个月内死亡，大约有2/3的先天性心脏病患儿在1岁以内死亡。因此，早期诊断、早期治疗显得十分重要。随着诊治水平的提高，先天性心脏病的治疗已向婴儿重症及复杂类型的手术治疗发展，早期诊断、早期治疗可有效改善患儿的生存状况。

2. CHD的筛查手段　于出生后6~72小时进行心脏听诊+脉搏血氧饱和度（POX）检查，任何一项阳性即行超声心动图检查，筛查先天性心脏病可靠、有效。优势在于筛查时间短，仅需2~3分钟，但敏感度和特异度好，简便易行。

3. CHD的诊断

（1）诊断依据　对先天性心脏病的正确诊断必须将病史、症状、体征及其他辅助检查经过精密的综合和分析，才能得到正确的结论，患儿病史和体征是提示先天性心脏病可能的重要线索，而辅助检查，尤其是超声心动图、心导管检查及造影术是先天性心脏病的确诊依据。

（2）诊断线索　①出生后持续有心脏、呼吸功能不良的症状；持续青紫或反复出现神志不清；喂养困难、体重不增、易激惹；肺部反复出现"肺炎"样体征。②孕母孕期最初3个月有无病毒感染、接触放射线（尤其是腹腔和盆腔）以及服用影响胎儿发育的药物。③一般在3岁以前发现的心脏病以CHD的可能性为大。④婴幼儿期反复出现心力衰竭，活动或哭吵后出现短暂青紫或持续性青紫，均为CHD的重要诊断线索。⑤患儿青紫出现的时间、程度与活动度有关。

（3）明确诊断　进一步的诊断须借助于详细的物理检查和X线、心电图、超声心动图的检查,必要时作心导管或心血管造影等检查,以明确病变部位、性质、严重程度及有关合并的畸形等。

4. CHD 的治疗

（1）治疗原则　对于CHD患儿,要强调早发现、早诊断、及时治疗。早诊断包括尽早明确患儿CHD的类型,明确诊断后才能确定治疗方案。尽管CHD属于心脏的解剖结构发育异常所导致的疾病,外科手术矫正畸形是根治的方法,但不是所有的CHD患儿都需要手术,更不是所有的CHD患儿确诊后都需要立即手术。因此,对于CHD患儿,外科手术治疗前后的内科治疗和随访很重要。

（2）内科治疗和随访以及手术时机的确定和选择　术前、术后维持心肺功能的药物治疗,并发症和后遗症的治疗和预防,以尽可能保证患儿正常的生长发育。手术治疗的最佳时机与心血管畸形的类型、病变和症状的严重程度等有关,总的来说,几岁以内时可以根治,十几岁变为难治,几十岁成为不治。

（3）维持心功能和随访　①许多CHD患儿要较长时间地服用药物以维持正常的心功能,如地高辛、开博通、利尿剂等。这些药物有严格的服用方法,临床医生要求家长严遵医嘱,定时、定量服用,不能随意加减剂量和停药,否则会影响治疗效果,甚至会引起患儿药物过量而中毒。②CHD患儿定期接受专科医生的随访检查十分重要,以利于及时发现和处理问题,避免延误治疗时机。③有些室间隔缺损和房间隔缺损等,因存在"自然闭合"的机会,定期随访可使医生及时发现这些患儿是否已经"自然痊愈",从而尽早减轻家长和患儿的负担。

（4）防治缺氧　许多左向右分流型CHD患儿,如果长时间剧烈哭闹或患肺炎时,可能会加重右心负荷而发生右向左分流,患儿会出现暂时性青紫的临床表现,应及时清除这些诱因,以尽量避免患儿发生缺氧性损害。患有青紫型CHD的患儿,可因哭闹、排便、寒冷或创伤等诱发缺氧发作,表现为烦躁不安,呼吸困难、发青加重、哭声微弱等,重者可危及生命。此时,应立即给氧,并采取将患儿下肢屈起,置胸膝卧位等措施。如仍得不到缓解,应尽快给以镇静、吸氧以及新福林等药物治疗。若患儿经常有缺氧发作,可口服普萘洛尔(心得安)预防和减少发作,注意去除贫血、感染等引起缺氧发作的诱因,并建议家长备用一个氧气袋以应急使用。

5. CHD 的预防和预后

（1）孕前准备、产前诊断及新生儿筛查　是防治CHD、改善预后的重要措施。CHD患儿定期接受专科医生的随访检查十分重要,以利于及时发现和处理问题,避免延误治疗时机。

（2）按时预防接种　许多家长认为患儿不宜接受预防接种，其实，只要患儿的免疫功能发育正常，不存在感染、发热或严重心力衰竭的情况下，均应与其他孩子一样按时接受预防接种，以防麻疹、水痘、破伤风、小儿麻痹症等传染病的发生。

（3）防治感染　CHD患儿容易发生肺炎等感染性疾病，一旦感染，容易并发感染性心内膜炎，所以应特别注意感染的预防和治疗。平时应注意皮肤和口腔卫生，家长尽量不带患儿到人群嘈杂的场所，以免发生病毒感染。在季节交替时，应注意衣着适当，过多或过少都可能诱发感冒，尤其是衣着过多可使患儿大量出汗，换衣不及时就很容易感冒着凉。另外，一旦发生扁桃体炎、肺炎等各种感染性疾病，应在医生指导下积极应用有效抗生素治疗，以防感染性心内膜炎的发生。

6. CHD的临床表现

（1）心功能差　轻症CHD患儿在临床上可无特殊症状；重症患儿大都在婴儿期即有喂养困难的临床表现，吸吮数口就停歇，气促，易呕吐和大量出汗。

（2）肺功能差　左向右分流型CHD更明显，患儿经常感冒，且易发展为肺炎。

（3）心血管扩大的压迫症状　多见于左向右分流型CHD，如扩大的左心房或肺动脉压迫喉返神经，患儿则出现哭声嘶哑、呛咳等表现。

（4）青紫　多见于右向左分流型CHD，皮肤、口唇及黏膜青紫，有青紫者往往因缺氧而发育迟缓。法洛四联症患儿可有蹲踞现象，缺氧严重者常在哺乳、哭闹或大便时突然发生昏厥。

（5）生长发育迟缓　体重不增加，显得瘦弱和营养不良。

（二）新生儿听力筛查

1. 简介　新生儿听力筛查是早期发现新生儿听力障碍，开展早期诊断和早期干预的有效措施，是减少听力障碍对语言发育和其他神经精神发育的影响，促进儿童健康发展的有力保障。

2. 筛查手段　目前主要采用的新生儿听力筛查技术有耳声发射和自动听性脑干反应等技术。这些技术都是客观、敏感和无创伤的方法。正常出生新生儿，出生后48小时至出院前完成初筛，未通过者及漏筛者于42天内均应当进行双耳复筛。复筛结果仍不通过的婴儿，须在3个月龄内到省级卫生行政部门指定的听力障碍诊治机构进一步确诊。

3. 新生儿听力受损的高危因素　具有以下高危因素者，应当作为听力筛查的重点关注对象：①新生儿重症监护病房（NICU）住院超过5天。②儿童期永久性听力障碍家族史。③巨细胞病毒、风疹病毒、疱疹病毒、梅毒或毒浆体原虫（弓形虫）病等引起的宫内感染。④颅面形态畸形,包括耳郭和耳道畸形等。⑤出生体重低于1500克。⑥高胆红素血症达到换血要求。⑦病毒性或细菌性脑膜炎。⑧新生儿窒息(Apgar评分1分钟0~4分或5分钟0~6分)。⑨早产儿呼吸窘迫综合征。⑩需要体外膜氧支持生命者。⑪机械通气超过48小时者。⑫母亲孕期曾使用过耳毒性药物或袢利尿剂或滥用药物和酒精。⑬临床上存在或怀疑有与听力障碍有关的综合征或遗传病。

4. 其他　①新生儿重症监护病房婴儿出院前进行自动听性脑干反应筛查,未通过者直接转诊至听力障碍诊治机构。②具有听力损失高危因素的新生儿,即使通过听力筛查仍应当在3年内每年至少随访1次,在随访过程中怀疑有听力损失时,应当及时到听力障碍诊治机构就诊。③在尚不具备条件开展新生儿听力筛查的医疗机构,应当告知新生儿监护人在3个月龄内将新生儿转诊到有条件的筛查机构完成听力筛查。

八、儿童的年龄和生长发育

儿童最大的特点是以年龄为基础的生长发育,"孩子多大了?"是儿科医生接诊患儿时必须关注的一个重要问题,也是所有爱孩子的四邻八舍、亲朋好友见到孩子时最常说的问候语,家长朋友们通常也会爽快地如实告知,因为生长发育中的年龄寄托着生命的力量,也充满着未来的希望。

生长发育是指儿童从受精卵到成人期的整个过程,为一连续的过程,各年龄时期之间既存在区别、又有密切联系,因此应以整体、动态的观点来对待儿童生长发育中的问题。生长发育又存在着明显的个体差异、性别差异及年龄差异,因此对于儿童健康状况的评价、疾病的临床诊治都必须以年龄为基础进行综合分析决策。

(一)儿童的年龄分期

1. 胎儿期　从受精卵形成至胎儿娩出前为胎儿期。正常胎儿期为37~40周(260~280天)。临床上根据胎儿在母体内生长发育的过程分为3个时期:①妊娠早期:共12周。胎儿在此期末基本形成,可分辨出外生殖器。②妊娠中期:自13周至未满28周,胎儿各器官在此期内迅速成长,功能逐渐成熟,肺泡结构基本完善,已具有气体交换的功能,胎龄28周时体重约有1000g,故常以妊娠28周定为胎儿有无生存能力的界限。③妊娠后期:此期胎儿完全依靠母体生存,孕妇的健康、营养、疾病、情绪、环境等直接影响胎儿的生长发育,因此做好孕期胎儿保健非常重要。

2. 新生儿期 自出生后脐带结扎起到满28天为新生儿期。此期特点：①刚离开母体开始独立生活,内外环境发生了剧烈变化。②生理调节和适应能力还不成熟,故易发生产伤、窒息、体温上升、溶血、感染等疾病,死亡率高。③新生儿保健极其重要,特别要注意保暖、喂养、清洁卫生、抚触等方面的护理。

围生期 是跨越出生前后胎儿期后期和新生儿期早期的比较特殊的一段时期。各个国家有不同的定义,我国普遍采用的是胎龄满28周至出生后7足天之间的这个阶段为围生期。围生期死亡率是衡量一个国家或地区的产科和新生儿科质量的重要指标,因此做好围生期保健对优生优育至关重要。

3. 婴儿期 从出生到满1周岁前为婴儿期,包含新生儿期。此期特点：①生长发育迅速,身长在一年中增长50%,体重增加200%。②对营养素和能量的需要量相对较大,但其消化吸收功能尚不够完善,容易发生消化紊乱和营养不良。③抗病能力较弱,易患感染性疾病及传染病,故婴儿期应大力提倡母乳喂养和合理的营养指导,做好计划免疫工作。

4. 幼儿期 1周岁以后到满3周岁前称为幼儿期。此期特点：①身体生长速度有所减慢,但智能发育较快;活动范围增大,接触周围事物增多。②语言、思维和能力发展的良好时期,应当重视早期教育和情感智商培育及建立良好的卫生习惯。③好奇心强,对危险事物的识别能力和自我保护能力差,一定要特别注意安全,防止发生意外事故。

5. 学龄前期 3周岁以后到6~7岁入小学前为学龄前期。此期特点：①体格发育速度较慢,智能发育更趋完善,求知欲和模仿性强,具有很大的可塑性。②要开始重视综合素质培养,尤其是要注意培养良好的道德品质和生活习惯。③免疫力较前增强但不稳定,感染性疾病有所减少,但易患免疫性疾病,如肾炎、风湿热等。④虽然对危险事物的识别能力和自我保护能力有所增强,但活动范围和接触面增大,需要加强意外伤害的防范教育。

6. 学龄期 从6~7岁入学起到11~12岁青春期之前称为学龄期。此期特点：①体格和智力发育趋于完善、精力旺盛,到学龄期末除生殖系统以外其他器官发育已接近成人水平。②已进入学习知识、接受文化教育、综合素质培养的关键阶段,也是学习生理卫生、了解儿科学知识、提高公民科学素养的好时机,注意加强教育和培养。③注意防护情绪、精神、心理行为问题,以及加强视力、牙齿保护。

7. 青春期 女孩从11~12岁到17~18岁,男孩从13~14岁到18~20岁,称为青春期。此期特点：①体格和心智发育均迅速,是第二个生长高峰期。②第二性征出现,生殖功能基本发育成熟。③神经内分泌调节不稳定,易受社会环境不良因素的影响,容易出现心理行为、精神方面的不稳定,重者可发生心理障碍、癔病甚至精神性疾病。④女孩易出现月经不调、痛经等妇科疾病,注意加强生理卫生教育。⑤在文化和科学知识学习外,要特别重视道德品行和心理健康教育,引导树立正确的人生观。⑥此期生长发育迅速,还要注意营养充足均衡,加强体格锻炼和生活能力的培养。

(二)儿童的生长发育规律

1. 生长发育是连续的、有阶段性的过程 生长发育在整个儿童时期不断进行,但各年龄阶段生长发育有一定的特点,不同年龄阶段生长速度不同。体重和身长在生后第一年,尤其前3个月增加很快,第一年为生后的第一个生长高峰。第二年以后生长速度逐渐减慢,至青春期生长速度又加快,出现第二个生长高峰。

2. 各系统器官生长发育不平衡 人体各器官系统的生长发育顺序遵循一定的规律性,但不平衡、不匀速。神经系统发育较早,脑在生后2年发育较快;淋巴系统在儿童期迅速生长,于青春期前达高峰,以后逐渐下降;生殖系统发育较晚。其他系统如心、肝、肾、肌肉的发育基本与体格生长相平行。儿童各系统发育速度的不同与其在不同年龄的生理功能有关。

3. 生长发育的一般规律 生长发育遵循由上到下、由近到远、由粗到细、由低级到高级、由简单到复杂的规律。①从上到下:如出生后运动发育的规律是:先抬头、后抬胸,再会坐、立、行。②由近到远:从臂到手、从腿到脚的活动。③从粗到细:从全掌抓握到手指拾取。④由简单到复杂:先画直线后画圈、图形。⑤由低级到高级:先会看、听、感觉事物,认识事物,发展到有记忆、思维、分析、判断。

4. 生长发育的个体差异 儿童的生长发育水平有一定的正常范围,所谓的正常值不是绝对的,受遗传、环境的影响,存在着相当大的个体差异,每个人生长的"轨道"不会完全相同。评价儿童生长发育水平时,必须考虑个体的不同影响因素,才能作出正确的判断。

(三)儿童生长发育的影响因素

1. 遗传 遗传是最神奇的自然力量,儿童生长发育的特征、潜力、趋向等都受到父母双方遗传因素的影响,遗传可严重影响儿童的生长发育:如遗传性代谢缺陷病、内分泌障碍、染色体畸变等。皮肤和头发的颜色、面型特征、身材高矮、性成熟的迟早以及对疾病的易感性等都与遗传有关。

2. 性别 男孩、女孩生长发育各有其规律与特点。女孩的青春期开始约较男孩早2年,但其最终成人期平均身高、体重却较男孩小。男孩青春期虽然开始较晚,但其延续时间较女孩为长,故最终体格发育明显超过女孩。

3. 营养　儿童的生长发育必须有完善的营养供给,充足和调配合理的营养素可使生长潜力得到最好的发挥。长期严重营养不良,可影响体重、身高的增长。营养不良还可使机体的免疫、内分泌和神经等调节功能低下。

4. 疾病　疾病对生长发育的干扰作用十分明显。急性感染常使体重减轻,长期慢性疾病则影响体重和身高的发育。内分泌疾病常引起骨骼生长和神经系统发育迟缓,先天性疾病对生长发育的影响更为明显。

5. 母孕期情况　妊娠早期的病毒性感染可导致胎儿先天畸形。母孕期严重营养不良可引起流产、早产和胎儿体格生长以及脑的发育迟缓。母孕期受到某些药物、放射线辐射、环境毒物和精神创伤等影响者,可导致胎儿发育受阻。

6. 生活环境　良好的居住环境,包括阳光充足、空气新鲜、水源清洁、无噪声、住房宽敞等。合理的生活制度及体育锻炼,科学的护理与完善的医疗保健服务等都是保证儿童生长发育达到最佳状态的重要因素。

九、儿童的神经心理行为

儿童的生长发育包括体格生长和神经心理行为的发育。体格生长是指儿童的身体由小变大的过程,可以用体重、身高(长)、坐高(顶臀长)、头围、胸围、上臂围、皮下脂肪等测量到的指标来评估,是儿童保健的重要内容。神经心理行为发育是指感知、运动、语言、情感、思维、判断和意志性格等方面的变化,是以神经系统的发育和成熟为物质基础的功能和能力方面的成长。各种功能和能力的成长是连续的、有阶段性。同时,各种神经心理行为发育的异常也可能是某些神经系统疾病的早期表现,了解儿童的神经心理行为的发育过程,避免过度忧虑、过度诊疗,有助于保障儿童健康。

(一)运动的发育

运动发育可分为粗大运动和精细运动两大类。

1. 粗大运动　儿童粗大运动的发育与平衡功能紧密相连,是指维持人体平衡和移动的大运动能力,包括:①抬头:新生儿俯卧时能抬头1~2秒,3个月时抬头较稳,4个月时抬头很稳。②坐:6个月时能双手向前撑住独坐,8个月时能坐稳。③翻身:7个月时能有意识地从仰卧位翻身至俯卧位或从俯卧位至仰卧位。④爬:8~9个月可用双上肢向前爬。⑤站、走、跳:11个月时可独自站立片刻,15个月可独自走稳,24个月时可双足并跳,30个月时会独足跳。

2. 精细运动　主要是指双手的运动和行为能力,包括:①3~4个月时握持反射消失,可自行玩手。②6~7个月时出现换手与捏、敲等探索性动作。③8~10个月时可用拇、示指拾物,喜撕纸。④12~15个月时学会用匙,乱涂画。⑤18个月时能叠2~3块方积木。⑥2岁时可叠6~7块方积木,会翻书。

(二)感知觉的发育

感知觉是通过各种感觉器官从环境中选择性地取得信息的能力,其发育对其他功能区的发育可起重要促进作用。人体的感觉器官及其功能包括:眼睛-视力、耳朵-听力、口腔味蕾-味觉、鼻腔嗅细胞-嗅觉、皮肤-触觉痛觉温度觉。

1. 视感知觉的发育　即视力的发育,其发育过程为:①新生儿已有视觉感应功能,瞳孔有对光反应,在安静清醒状态下可短暂注视物体,但只能看清15~20cm内的事物。②新生儿期后视感知觉发育迅速,1个月后可凝视光源,开始有头眼协调。③3~4个月时喜看自己的手,头眼协调较好。④6~7个月时目光可随上下移动的物体垂直方向转动。⑤8~9个月时开始出现视深度感觉,能看到小物体。⑥18个月时可以区分各种形状。⑦2岁时可区分垂直线与横线。⑧5岁时已可区分各种颜色。⑨6岁时视觉的深度和广度已充分发育。

2. 听感知觉的发育　即听力的发育。听感知发育和儿童的语言发育直接相关,听力障碍如果不能在语言发育的关键期内或之前得到确诊和干预,则可因聋致哑。听力的发育过程为:①出生时鼓室无空气,听力差,能听到50~90dB的声响及500~1000Hz的音频。②出生后3~7天听觉已相当良好。③3~4个月时头可转向声源,听到悦耳声时会微笑。④7~9个月时能确定声源,区别语言的意义。⑤13~16个月时可寻找不同响度的声源,听懂自己的名字。⑥4岁时听觉发育已经完善。

3. 味感知觉和嗅感知觉的发育　①味觉:出生时味觉发育已很完善,4~5个月甚至对食物轻微的味道改变已很敏感,为味觉发育关键期,此期应适时引入各类食物。②嗅觉:出生时嗅觉中枢与神经末梢已发育成熟,3~4个月时能区别愉快与不愉快的气味,7~8个月开始对芳香气味有反应。

4. 皮肤感知觉的发育　皮肤感觉包括触觉、痛觉、温度觉:①触觉是引起某些反射的基础。新生儿眼、口周、手掌、足底等部位的触觉已很灵敏,而前臂、大腿、躯干的触觉则较迟钝。②新生儿已有痛觉,但较迟钝,2个月后逐渐改善。③出生时温度觉就很灵敏,但对热的敏感度低于对冷的敏感度,注意防止烫伤。

（三）语言的发育

语言的发育要经过发音、理解和表达3个阶段。①新生儿已会哭叫,以后逐渐咿呀发音。②6月龄时能听懂自己的名字。③12月龄时能说简单的单词,如"再见""没了"。④18月龄时能用15~20个字,能指认和说出家庭主要成员的称谓。⑤24月龄时能指出简单的人、物名和图片。⑥3岁时能指认很多物品的名字,并说有2~3个字组成的短句。⑦4岁时能讲述简单的故事情节。

（四）心理活动发育的意义

人的心理活动包括感觉、记忆、思维、想象、情绪、性格等众多方面。初生儿不具有心理现象,待条件反射形成即标志着心理活动发育的开始,且随年龄的增长,一直处于不断发育的过程中。了解不同年龄小儿的心理特征,对保证小儿心理活动的健康发展十分重要。所谓的古老育儿经"3岁看大7岁看老",心理活动的发育影响巨大。

（五）心理活动发育的规律

1. 早期社会行为的发育

（1）2~3个月时小儿以笑、停止啼哭等行为,以眼神和发音表示认识父母。

（2）3~4个月的婴儿开始出现社会反应性的大笑。

（3）7~8个月的小儿可表现出认生、对发声玩具感兴趣等。

（4）9~12个月时是认生的高峰。

（5）12~13个月时喜欢玩变戏法和躲猫猫游戏。

（6）18个月的儿童逐渐有自我控制能力,成人在附近时可独自玩很久。

（7）2岁时不再认生,易与父母分开。

（8）3岁后可与小朋友做游戏。

2. 注意的发育 婴儿期以无意注意为主,随着年龄的增长逐渐出现有意注意。5~6岁后儿童能较好控制自己的注意力。

3. 记忆的发育

（1）记忆是将所学得的信息贮存和"读出"的神经活动过程,可分为感觉、短暂记忆和长久记忆3个不同的系统。

（2）长久记忆又分为再认和重现两种,再认是以前感知的事物在眼前重现时能被认识,重现是以前感知的事物虽不在眼前重现,但可在脑中重现。

（3）1岁内婴儿只有再认而无重现，随年龄的增长，重现能力亦增强。

（4）幼年儿童只按事物的表面特性记忆信息，以机械记忆为主。

（5）随着年龄的增加和理解、语言思维能力的加强，逻辑记忆逐渐发展。

4. 思维的发育

（1）1岁以后的儿童开始产生思维，在3岁以前只有最初级的形象思维。

（2）3岁以后开始有初步抽象思维。

（3）6~11岁以后儿童逐渐学会综合分析、分类比较等抽象思维方法，具有进一步独立思考的能力。

5. 想象的发育

（1）新生儿无想象能力。

（2）1~2岁儿童仅有想象的萌芽。

（3）学龄前期儿童仍以无意想象为主，有意想象和创造性想象到学龄期才迅速发展。

6. 情绪、情感的发育

（1）新生儿因生后不易适应宫外环境，较多处于消极情绪中，表现不安、啼哭，而哺乳、抱、摇、抚摸等则可使其情绪愉快。

（2）婴幼儿情绪表现特点是时间短暂、反应强烈、容易变化、外显而真实。

（3）随着年龄的增长，儿童对不愉快因素的耐受性逐渐增加，能够有意识地控制自己，情绪遂趋向稳定。

7. 个性和性格的发育

（1）婴儿期由于一切生理需要均依赖成人，逐渐建立对亲人的依赖性和信任感。

（2）幼儿期已能独立行走，说出自己的需要，故有一定自主感，但又未脱离对亲人的依赖，常出现违拗言行与依赖行为相交替现象。

（3）学龄前期生活基本能自理，主动性增强，但主动行为失败时易失望和内疚。

（4）学龄期开始正规学习生活，重视自己勤奋学习的成就，如不能发现自己学习潜力将产生自卑。

（5）青春期体格生长和性发育开始成熟，社交增多，心理适应能力增强但易波动，在感情问题、伙伴选择、道德评价和人生观等问题上处理不当时易发生性格变化。

（6）性格一旦形成即相对稳定。

十、青春期巨变后就长成了大人

儿童的生长发育从胎儿期开始,在天天向上的努力生长中,经历了围生期、婴儿期、幼儿期、学龄前期、学龄期这一系列连续渐进的动态过程,就到了青春期。

青春期年龄范围一般为11~20岁,女孩的青春期开始年龄和结束年龄都比男孩早2年左右。青春期的进入和结束年龄存在较大个体差异,可相差2~4岁。此期儿童的体格生长发育再次加速,出现第二次高峰,同时生殖系统的发育也加速并渐趋成熟是一个显著特点,女孩出现月经、乳房发育,男孩出现喉结等。青春期是人生的第二个生长发育高峰,身体和心理均发育迅速,经历了青春期的巨大变化,就长成了大人。

(一)青春期的巨变

1. 第二性征的出现　生殖系统是人体各系统中生长发育最迟的,从出生到青春期前一直缓慢生长,保持幼稚状态,功能处于静止期。进入青春期后在神经内分泌激素的调节下,生殖系统才开始迅速生长发育,持续6~7年。在脑垂体—促性腺激素—性腺轴的调解下,生殖功能基本发育成熟是青春期巨变的明显标志。

第一性征是指性器官,即生殖器官,男孩女孩性器官的不同是由遗传物质——染色体决定的,男孩的性染色体是"XY"型,女孩的性染色体是"XX"型。出生之时正常男孩女孩的外生殖器已具有明显的性别差异,是确定新生儿终身性别的客观依据,认真查看新生儿的外生殖器是产儿科医生护士的重要工作之一。第二性征是青春期性激素水平上升后才出现的,包括生殖器官、身体、容貌及声音的改变。

2. 第二性征发育的男女差别

(1)男孩生殖系统发育　男孩生殖器官包括睾丸、附睾、阴茎,青春期以前睾丸保持婴儿状态,体积不超过3.0cm³,直径不足2.0cm,阴茎长度不足5cm,功能处于静止状态。出生时男婴睾丸大多已降至阴囊,约10%男婴的睾丸尚位于下降途中某一部位,一般1岁内都下降到阴囊,少数未降者称隐睾,需要在4个月内到小儿泌尿外科进一步诊疗。睾丸增大发育是男性青春期的第一征象。青春期睾丸长约4.0cm,阴茎长约12cm。在阴茎生长一年左右或第二生长高峰之后(青春中期)男孩出现首次遗精,是男性青春期的生理现象,较女孩月经初潮约晚2年。男孩第二性征发育表现为阴毛、腋毛、胡须、变声及喉结的出现。

(2)女孩生殖系统发育　女性生殖器官包括卵巢、子宫、输卵管、阴道,乳房、阴毛、腋毛的发育标志第二性征的发育。青春前期卵巢发育缓慢,青春期卵巢从原来的纺锤体状开始后迅速增长逐渐成圆形,性功能开始活动。月经初潮时卵巢尚未完全成熟,重量仅成人的1/3,性功能随卵巢成熟逐渐完善。月经初潮是性功能发育的主要标志,大多在乳房发育一年后,也是在身高发育高峰之后。

3. 第二性征发育的异常 包括性早熟和性延迟两种情况:①性早熟指女孩在8岁以前、男孩10岁以前出现第二性征,即青春期提前出现。②性延迟指女孩14岁以后、男孩16岁以后无第二性征出现,即青春期延迟出现。确定性发育异常后,需要到小儿内分泌科进一步明确诊疗。

(二)青春期的教育

1. 生理卫生教育 青春期是儿童发育为成人的过渡阶段,从体格发育进入第二个快速增长期、第二性征发育,到骨骺完全融合、身高停止生长、性发育成熟而结束。在此年龄阶段,儿童经历了体格大小、形态、生理、心理和社会功能的快速变化。由于神经内分泌调节不稳定和社会环境影响,易引起心理行为、精神方面的不稳定,可出现心理障碍、癔病,女孩易出现月经不调、痛经等。这个时期除注意加强文化和科学知识学习外,要特别重视道德品行和心理健康教育,引导树立正确的人生观。此外还要注意营养,加强体格锻炼和生活能力的培养。进入青春期要做好青少年期的生理卫生知识教育,以保证他们的身心健康。

2. 认识自我的教育 青春期巨变后,个体形态上的差异日益明显,男女儿童发生了各自的特征性变化,最后形成显著的性别差异,从而引起他(她)们对自身及异性的好奇与神秘感。生理上很快成熟进入成人,与心理、行为和社会学方面的发育成熟不相一致,造成青春期发育过程中在心理、行为和社会适应方面的一些特殊问题,儿科医生要提请家长朋友们多关心教育孩子,关注诸如性早熟、性延迟等常见的青春期健康问题,同时注意防范抑郁症、物质滥用、性传染性疾病、意外伤害等青春期常见的心理行为问题。

(三)青春期的迷茫

1. 心理和行为障碍 青春期儿童的身体处于加速发育阶段,而心理和社会适应能力发展的相对推迟,形成了复杂的青春期心理卫生问题。大多数青少年在青春期发育的某个阶段或某个方面会经历一些情绪或行为上的困难,被称为心理社会发展失调,如焦虑、不良习惯等。这些问题绝大多数是暂时现象,只要得到适当的引导和帮助便能得到解决,持续时间长,使问题变得复杂、严重,造成心理缺陷,则称为心理或行为障碍。常见的心理和行为障碍为抑郁症、物质滥用,必要时到儿童心理行为专科进一步诊疗。

2. 睡眠障碍 是指在睡眠过程中出现的各种心理行为的异常表现。对于青春期儿童,良好的睡眠是其学习生活顺利进行的重要保障。睡眠不足将影响生长发育、认知功能及机体的免疫功能。据国外报道青少年失眠的患病率在10%~20%。睡眠障碍达到以下程度,需要给予干预治疗:入睡困难或难以维持睡眠每周至少4晚,至少持续3周,超过30分钟,和(或)睡眠效率低于85%。必要时到儿童心理行为专科进一步诊疗。

3. 饮食障碍 是由心理社会因素引起的一组非器质性病变。常见的饮食障碍是神经性厌食和神经性贪食症。神经性厌食是不良心理社会因素引起的长期厌食,早期为主动性节食、厌食,进而缺乏食欲、消瘦、内分泌代谢紊乱。近年来的发病率有所增加,成为西方国家新的"社会文明病"。据报道,在美国16~18岁女性神经性厌食的患病率为1%,女性与男性的比例为10:1。神经性厌食和贪食都会严重影响儿童的身心健康,几乎可导致机体每一个器官、系统的功能紊乱。

（四）青春期的意外

1. 性传播疾病 青春期的行为和生理特点预示着性活跃期的青少年发生性传播疾病的危险性及不良后果。受感染的青少年可以没有任何临床症状表现,许多性病的早期症状和体征难以觉察,以致被许多人忽视而造成更严重的损害,尤其在女性,难以进行早期诊断和早期治疗。因此,儿科医生和家长均应提高警惕,开展健康教育和疾病筛查有助于防范和早期诊疗。

2. 青少年伤害 青少年是生命力最旺盛,死亡率最低的时期,但伤害越来越成为威胁青少年健康的公共卫生问题。全球每天死于伤害人数高达近2万人,其中青少年约占半数,伤害是我国1~19岁青少年人群的首位死亡原因。

伤害可以分为非故意伤害和故意伤害两大类。在10~14岁,伤害死因顺位依次为意外跌落、车祸、自杀、意外中毒和溺水;在15~19岁,伤害死因顺位依次为自杀、车祸、意外中毒、溺水、意外跌落和他杀。

（五）青春期的定位

青春期青少年面临的重要的抉择就是认清自己是谁,自己将来要做什么。这个时期的青少年很在意同伴、老师以及社会对其评价,跟社会处于第一个冲突的阶段,对于父母亲的话可能处于一个对立的阶段,即叛逆期。这个时期,家庭不要成为青少年逃避的地方,要成为他的避风港,给他支持,对他自己的一些决定家长要给予充分的支持,要给他们充分的自主权,让他找寻自己要做的事情,给自己建立一个良好的定位,建立好自我认同感。

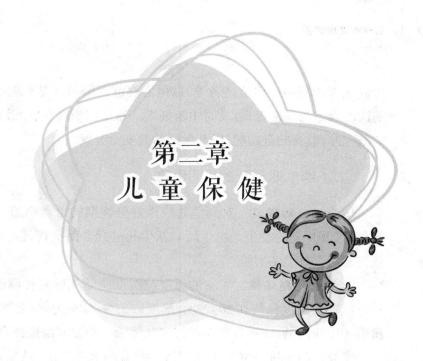

第二章
儿 童 保 健

一、儿童各年龄期的保健重点

（一）胎儿期

保健胎儿的发育与孕母的躯体健康、心理卫生、营养状况和生活环境等密切相关，胎儿期保健主要通过对孕母的保健来实现。

1. 预防遗传性疾病与先天畸形　应大力提倡和普及婚前遗传咨询，禁止近亲结婚以减少遗传性疾病的可能性。孕母应增强抵抗力，避免患风疹、巨细胞病毒感染或弓形虫病等，这些疾病可引起胎儿发生小头畸形、白内障、先天性心脏病、聋哑、智力低下等。

2. 孕妇勿滥用药物　有些药物可影响胎儿健康，如阿司匹林可加重出血，链霉素可引起耳聋，磺胺类药物对肝有损害等。还要避免接触放射性物质及铅、汞、苯、有机磷、农药等化学毒物。

3. 孕妇要加强营养　孕妇营养的好坏直接影响胎儿的生长发育。若妊娠后期孕妇营养不足，可造成低出生体重儿或脑发育不全；若维生素 D 和钙缺乏，可引起先天性佝偻病。孕妇勿吸烟、饮酒，注意劳逸结合，心情要愉快，保持良好的情绪。

4. 重视产前检查及产前诊断　严格坚持开展孕妇的定期产前检查，加强对孕妇健康及胎儿生长发育的观察与咨询，筛查高危对象（如有遗传病家族史者、生育过遗传病儿者或不明原因流产者等)以做必要的产前诊断是把握优生的重要环节。对产前诊断确定为异常者,可及时中断妊娠。通过扫描观察胎儿情况,检查孕妇血及尿中的雌三醇,监测胎盘功能,以利保护胎儿安全分娩。

（二）围生期及新生儿期保健

1. 分娩时的保健 对高危儿应做好分娩期的抢救措施,提高接生技术,防止产伤、窒息及感染的发生。出生后对新生儿进行全面检查,包括哭声、心跳、呼吸、皮肤颜色及注意有无畸形等。

2. 新生儿期保健 居室的温度与湿度应随气候变化调节。有条件的家庭在冬季应使室内温度保持在20~22℃,湿度以55%~60%为宜;夏季应避免室内温度过高。新生儿皮肤娇嫩,应每日洗澡保持皮肤清洁。根据室温选择合适的衣服与尿布。

指导母亲正确的哺乳方法以维持良好的乳汁分泌、满足新生儿生长所需。母奶确实不足或无法进行母奶喂养的婴儿,应指导母亲使用科学的人工喂养方法。

父母应多与新生儿说话,抚摸、摇、抱婴儿均有利于早期的情感交流。应尽量避免与过多的外来人员接触。注意脐部护理。按照计划免疫程序接种卡介苗和乙肝疫苗。

（三）婴幼儿期保健

此期小儿生长发育较迅速,需要营养相对多,应提倡母乳喂养,按时添加辅食,适时断奶,合理安排幼儿饮食。婴儿6个月后,小儿从母体获得的先天性免疫抗体逐渐消失,如不采取有效措施,传染病的发病率会逐渐增加。因此,应按时进行疫苗接种,做好计划免疫工作。注意安全防护工作,谨防意外事故的发生,如溺水、触电、车祸等。开始实行早期教育,培养良好的道德品质和卫生习惯。做好生长发育监测,定期进行体格检查,发现异常应及时纠正或治疗。

（四）学龄前期儿童保健

加强学龄前期儿童的教育较重要,应注意培养其学习习惯、想象与思维能力,使之具有良好的心理素质。应通过游戏、体育活动增强体质,在游戏中学习遵守规则和与人交往。每年应进行1次或2次体格检查,进行视力、龋齿、缺铁性贫血等常见病的筛查与矫治。保证充足营养,预防溺水、外伤、误服药物以及食物中毒等损伤。此期小儿的体格生长速度逐渐减慢,但大脑皮质功能发育已接近成人,加强智能训练是该期的特点。应尽量将小儿送托幼机构,接受集体生活的教育。防止小儿任性、娇气、孤僻等不良行为的产生,培养独立生活能力,养成热爱集体、热爱劳动的优良品德。还要加强锻炼,做好预防接种,防止传染病的发生。

（五）学龄期及青春期保健

此期儿童求知欲强,应提供适宜的学习条件,培养良好的学习习惯,并加强素质教育。应引导积极的体育锻炼,不仅可增强体质,还培养了儿童的毅力和意志力。合理安排生活,供给充足营养,预防屈光不正、龋齿、缺铁性贫血等常见病的发生;进行法制教育,学习交通规则和意外伤害的防范知识。在青春期应进行正确的性教育以使其在生理和心理上有正确的认识。

二、儿童保健的具体措施

（一）护理

对小儿的护理是儿童保健、医疗工作的基础内容,年龄愈小的儿童,愈需要合适的护理。居室应阳光充足、通气良好,冬季室内温度尽可能达到18~20℃,湿度为55%~60%。衣着(尿布)应选择浅色、柔软的纯棉织物,宽松而少接缝,以避免摩擦皮肤和便于穿脱。

（二）营养

营养是保证儿童生长发育及健康的先决条件,必须及时对家长和有关人员进行有关母乳喂养、断乳期婴儿的辅食添加、幼儿期正确的进食行为培养、学龄前及学龄期儿童的膳食安排等内容的宣教和指导。

（三）计划免疫

按照我国卫生部的规定,婴儿必须在1岁内完成卡介苗、脊髓灰质炎三型混合疫苗、百日咳菌液白喉破伤风类毒素混合制剂、麻疹减毒疫苗和乙型肝炎病毒疫苗等5种疫苗的接种。此外,根据流行地区和季节进行乙型脑炎疫苗、流行性脑脊髓膜炎疫苗、风疹疫苗、流感疫苗、腮腺炎疫苗、甲型肝炎病毒疫苗等的接种。注意疫苗接种的不良反应处理,以及避免接种禁忌证。

（四）培养良好的生活习惯

1. 睡眠 保证小儿充足的睡眠时间,养成有规律的睡眠习惯。睡眠时不拍、不摇、不讲惊恐或兴奋的故事。据不同年龄,保证睡眠时间。年龄越小睡眠时间越长,新生儿每天为20~22h,婴幼儿为12~13h,学龄前儿童约为11h,7岁以上儿童为9~10 h。

2. 饮食 从婴儿开始养成有规律的饮食习惯,不吃零食,不偏食,细嚼慢咽,勿强迫进食,也不要边玩边进食,更不要暴饮暴食。逐步培养小儿独自进食习惯,并养成饭前便后洗手、饭后漱口等良好的卫生习惯。

3. 清洁 在日常生活中培养小儿讲卫生的良好习惯。从1岁开始训练小儿自己洗手、洗脸,定时洗澡,勤换衣服;2岁半时应自己会洗手,3岁时会洗脸,5岁会梳头、洗澡、刷牙等。

4. 排便 从婴儿开始训练按时大小便习惯。1岁后训练坐盆排便,3~4岁可以自主去厕所,要注意入睡后定时排尿以防发生夜间遗尿。

（五）定期健康检查

0~6岁散在儿童和托幼机构的集体儿童应进行定期的健康检查,系统观察小儿的生长发育、营养状况,及早发现异常、进行指导和采取相应措施。

（六）体格锻炼

1. 户外活动 一年四季均可进行,可增加儿童对冷空气的适应能力,提高机体免疫力,接受日光照射、防止佝偻病的发生。婴儿出生后应尽早户外活动,开始户外活动时间由每日1~2次,每次10~15min,逐渐延长到1~2h;冬季户外活动时仅暴露面、手部,注意身体保暖。

2. 皮肤锻炼

（1）婴儿皮肤按摩 按摩时可用少量婴儿皮肤霜使之润滑,每日早晚进行,每次按摩15min以上,在婴儿面部、胸部、腹部、背部及四肢有规律地轻揉与捏握。可刺激皮肤,有益于循环、呼吸、消化、肢体肌肉的放松与活动。

（2）温水浴 不仅可保持皮肤清洁,还可促进新陈代谢,增加食欲,有利于睡眠和生长发育,有益于抵抗疾病。冬季应注意室温、水温,做好温水浴前的准备工作,减少体表热能散发。新生儿脐带脱落后即可行温水浴,每日1~2次。

（3）擦浴 >7~8个月的婴儿可进行身体擦浴。先用毛巾浸入温水,拧半干,然后在婴儿四肢做向心性擦浴,擦毕再用干毛巾擦至皮肤微红。

(4)淋浴 适用于>3岁儿童,效果比擦浴更好。浴后用干毛巾摩擦至全身皮肤微红。

(5)游泳 有条件者可从小训练,但注意应有成人在旁照顾。

（七）意外事故预防

1. 窒息与异物吸入 <3个月的婴儿应注意防止因被褥、母亲的身体、吐出的奶液等造成的窒息;较大婴幼儿应防止食物、果核、钮扣、硬币等异物吸入气管。

2. 中毒 保证儿童食物的清洁卫生,避免食用有毒的食物,如毒蘑菇、含氰果仁(苦杏仁、桃仁、李仁等)、白果仁、河豚、鱼苦胆等;药物应放置在儿童拿不到的地方;儿童内、外用药应分开放置,防止误服外用药造成的伤害。

3. 外伤 防止坠床与从高处跌落;避免开水、油、汤等烫伤;妥善存放易燃品、易伤品;教育年长儿不可随意玩火柴、煤气等危险物品;室内电器、电源应有防止触电的安全装置。

4. 溺水与交通事故 教育儿童不可独自与小朋友去无安全措施的江河、池塘玩水;教育儿童遵守交通规则。

三、母乳喂养

母乳是婴儿的天然食物,对婴儿健康的生长发育有不可替代的作用。母乳喂养是自人类以来就存在的一种天然喂养方式,相对于人工喂养有很多益处。

目前,世界范围内关于母乳喂养理念中最基础的原则性建议是,新生儿出生后最初6个月建议纯母乳喂养,接着以持续母乳喂养并添加适当的补充食品的方式进行喂养,直至2岁或更长。6个月之前的纯母乳喂养是指除母乳外,不建议添加任何辅助食物甚至是饮水;6个月以后至2岁的婴幼儿,在持续母乳喂养的同时要在适当时机添加适当辅食。

（一）母乳喂养的益处

1. 母乳营养成分全面、营养素比例适合小儿消化能力与需要,尤其以最初4~6个月最为适宜,有利于婴儿的生长发育。不仅如此,母乳还可以随着婴儿的生长而调整成分,与婴儿的需要相适应。

2. 母乳含丰富的免疫成分,可降低婴儿感染性疾病的发生率。母乳喂养的宝宝发生1型糖尿病、2型糖尿病、青少年肥胖症、成年肥胖症、自身免疫病、过敏性疾病如特应性湿疹等疾病的概率比人工喂养儿要低很多。

3. 人乳为直接喂哺，无感染变质的可能，且方便、经济，乳量随小儿生长而增加。

4. 喂哺母乳可增进母子感情，并可密切观察小儿微细变化。

5. 母乳喂养对母亲的健康也同样是有好处的，因为婴儿对乳房的吸吮能反射性地促进催产素的分泌，促进母亲的子宫康复。可促进产妇产后恢复并有避孕效果，还可减少乳母患乳腺癌、子宫肌瘤等妇科疾病的机会。

6. 有利于肠道益生菌菌群的建立。母乳中含有益生菌和益生元，通过乳汁传递给宝宝，尤其是初乳中的益生菌和益生元，对于宝宝肠道中益生菌的菌群建立有很大帮助。同时，母乳中所含的抗菌物质、高乳清蛋白以及含磷量等因素都可以促进益生菌的生长。

（二）母乳喂养的方法

1. 正常分娩的健康母亲于产后0.5~1小时内可尝试喂哺自己正常的足月儿，虽然此时母亲的初乳很少，但新生儿有力的吸吮是促使泌乳的最好方法，也促进母婴的相互适应。

2. 新生儿期只要母亲感到奶胀或小儿饥饿哭吵即可喂乳，一般每天喂哺10~12次。随着年龄的增大，婴儿睡眠时间逐渐延长，自然进食规律出现，两次哺乳间隔时间逐渐延长。

3. 出生2个月后可减至一昼夜7~8次，每2.5~3小时喂一次；3~4个月大时，昼夜哺乳约6次，夜间可减少一次。喂哺时两侧乳房轮流，先从一侧开始，这侧乳房排空后，再喂另一侧，每次哺乳应尽量让婴儿吸奶到满足为止，时间以15~20min为宜。

4. 正确的哺乳姿势。可各种各样，但应母婴均感到舒适。乳母将拇指和食指分别放在乳房的上下方托起乳房，以乳头刺激婴儿的上下唇，引起觅食反射，婴儿应含乳晕的大部分，在吸吮时充分挤压乳晕下的乳窦，使乳汁排出。

5. 喂哺完毕，将婴儿抱直，头部靠在母亲肩上，轻拍背部促使胃内空气排出，然后保持右侧卧位，以防呕吐。

（三）母乳喂养的注意事项

1. 母亲在孕期就应该建立自己喂养孩子的信心，并作好具体准备，如孕晚期每天用温开水擦洗乳头，向外轻拉几次，使乳头皮肤坚实，防止内陷，以利小儿吸吮。

2. 乳母应注意营养，保持充足睡眠、心情愉快，保证生活有规律、不随便服药，每天应较平时增加热量2926~4180千焦（700~1000千卡）和水分1~1.5升。

3. 母亲的乳头应保持清洁，防止乳头、乳房疾病的发生。

4. 母乳量不足时，常有哺乳前乳房不胀，哺乳时小儿吞咽声少，哺乳后小儿睡眠短而不安、常哭闹、体重不增或增加缓慢，需找出原因加以纠正。

5. 不应让婴儿口含乳头睡觉，这样不仅不卫生，且易引起窒息、呕吐，同时还会影响婴儿牙床的发育而致畸形。

6. 由于各种原因须暂停哺乳时，应定时将乳汁挤出，以免乳量减少。

（四）母乳喂养的断奶

1. 8~12个月的婴儿为断奶最佳时期。断奶应逐渐进行，在正常添加辅助食品的条件下，一般先从6~8个月起减少一次哺乳，用辅助食品代替，以后逐渐减少哺乳次数直至断奶。

2. 在乳品缺乏地区，可每天保留1次或2次人乳喂哺，直至1岁半至2岁。2岁时即使仍有少量人乳也应停止哺喂。在炎热夏季或婴儿患病时不宜断奶，以免发生腹泻等消化紊乱。

3. 婴儿在极度饥饿时是没有心情去尝试新的食物的，在最初的几个星期，最好在喝完母乳后来喂辅助食物，两个最合适的时间是9:00—10:00及15:00—16:00。给婴儿吃新的食物时，首先，每次只1种，每次1/4匙，每天吃1次或2次，每次逐渐增加分量，如此喂养1周后，可再试另一种新的食物。

（五）母乳喂养的错误观念

1. 对6个月之前"纯母乳喂养"的理念持怀疑态度。在婴儿半岁以前，母乳是婴儿最完美的食物，对于健康、足月的婴儿，营养品的添加通常是不必要的，乳汁能供应婴儿所需要的全部营养。其次，因为婴儿的消化系统还无法接受母乳以外的食物，太早给予辅食易引起过敏反应。另外，当婴儿开始吃其他食物后，便较少来吸吮母乳，将减少乳汁的分泌。

2. 有些地方受旧风俗影响，认为产后头几天分泌出的少量黄灰色乳汁缺乏营养且不干净，大多是挤出扔掉，这是不科学的。初乳中免疫球蛋白含量很高，还含有大量新生儿体内缺少的免疫物质，如中性粒细胞、巨噬细胞和淋巴细胞，能增加宝宝的免疫力。因此，初乳是"免疫黄金"，不要轻易弃之。同时，由于受此观念的影响，导致部分母亲给新生儿喂奶的时机延后，世界卫生组织（WHO）建议，在婴儿出生的头1个小时内就开始母乳喂养。

3. 开奶前,有些地方有给新生儿喂服黄连水的习俗,此举会干扰婴儿的吸吮动作,同时会影响新生儿食欲。

(六)不宜进行母乳喂养的情况

以下情况不宜进行母乳喂养:

1. 怀疑或明确诊断为遗传代谢病,如半乳糖血症。

2. 母亲患有活动性结核病,HIV病毒感染。

3. 母亲正在接受同位素放疗。

4. 母亲正在接受抗代谢药物及其他化疗药物治疗,或接受其他的可通过乳汁分泌的药物治疗,直至完全清除。

5. 母亲吸毒、酗酒期间停止母乳,直至完全清除。

6. 母亲乳房单纯性疱疹病毒感染,另一侧无感染乳房可继续喂养。

7. 患有严重疾病应停止哺乳,如慢性肾炎、糖尿病、恶性肿瘤、精神病、癫痫或心功能不全等。

8. 母亲肝炎病毒携带者并非母乳喂养的绝对禁忌证,急性期可人工喂养。"大三阳""小三阳"产妇肝功能正常,宝宝进行主动和被动免疫后可以母乳喂养。

(七)促进母乳喂养的措施

1. 产前准备 大多数健康的孕妇都具有哺乳的能力,但真正成功的哺乳则需孕妇身心两方面的积极准备。保证孕母合理营养,孕期体重增加适当,一般在12~14kg,母体可贮存足够脂肪,供哺乳能量的消耗。

2. 乳头保健 这些方法可防止因出现乳头皲裂及乳头内陷而中止哺乳:①孕母在妊娠后期每日用清水擦洗乳头,忌用肥皂或酒精之类。②乳头内陷者,用两手拇指从不同的角度按捺乳头两侧并向周围牵拉,每日至少1次。③哺乳后可挤出少许乳汁均匀地涂在乳头上,乳汁中丰富的蛋白质和抑菌物质对乳头表皮有保护作用。

3. 刺激催乳素分泌 吸吮对乳头的刺激可反射性地促进泌乳:①0~2个月的小婴儿每日多次、按需哺乳,使吸吮有力,乳头得到多次刺激,乳汁分泌增加。②有力的吸吮是促进乳汁分泌的重要因素,使催乳素在血中维持较高的浓度。③产后2周乳晕的传入神经特别敏感,诱导催产素分泌的条件反射易于建立,是建立母乳喂养的关键时期。④吸吮是主要的条件刺激,应尽早开奶,产后15~120分钟内开奶。⑤尽早开奶可减轻婴儿生理性黄疸,同时还可减轻生理性体重下降、低血糖的发生。

4. 促进乳汁分泌 ①吸乳前让母亲先湿热敷乳房,促进乳房血循环。②2~3分钟后,从外侧边缘向乳晕方向轻拍或按摩乳房,促进乳房感觉神经的传导和泌乳。③两侧乳房应先后交替进行哺乳。④若一侧乳房奶量已能满足婴儿需要,则可每次轮流哺喂一侧乳房,并将另一侧的乳汁用吸奶器吸出。⑤每次哺乳应让乳汁排空。

5. 正确的喂哺技巧 ①正确的母、婴喂哺姿势可刺激婴儿的口腔动力,有利于吸吮。②正确的喂哺技巧还包括如何唤起婴儿的最佳进奶状态,如哺乳前让婴儿用鼻推压或舔母亲的乳房,哺乳时婴儿的气味、身体的接触都可刺激乳母的射乳反射。③等待哺乳的婴儿应是清醒状态、有饥饿感、已更换干净的尿布。

6. 乳母心情愉快 ①泌乳有关的多种激素都直接或间接地受下丘脑的调节,下丘脑功能与情绪有关。②泌乳受情绪的影响很大,心情压抑可以刺激肾上腺素分泌,使乳腺血流量减少,阻碍营养物质和有关激素进入乳房,从而使乳汁分泌减少。③刻板地规定哺乳时间也可造成精神紧张,故在婴儿早期应采取按需哺乳的方式并保证孕妇和乳母的身心愉快和充足的睡眠,避免精神紧张,可促进泌乳。

四、认识新生儿

新生儿系指从脐带结扎到生后28天内的婴儿,是胎儿的延续。伴随着开启生命呼吸的"哇啦"啼哭,新生儿各个脏器的生理功能也要面对脱胎换骨的巨大适应性变化。弱小的新生儿该如何面对如此巨大的转变呢?呼吸循环要重新开启,各个器官功能发育均不完善,抵抗感染的能力弱,因此,新生儿死亡率较高,占儿童死亡构成比之首位。

(一)新生儿分类

新生儿分类有不同的方法,分别根据胎龄、出生体重、出生体重和胎龄的关系及出生后周龄等。

1. 根据胎龄分类 胎龄是从最后1次正常月经第1天起至分娩时为止,通常以周表示。①足月儿:37周≤胎龄<42周(259~293天)的新生儿。②早产儿:胎龄<37周(<259天)的新生儿。③过期产儿:胎龄≥42周(≥294天)的新生儿。

2. 根据出生体重分类 出生体重是指出生1小时内的体重。①低出生体重儿:出生体重<2500g,其中出生体重<1500g称极低出生体重儿,出生体重<1000g称超低出生体重儿。低出生体重儿中大多是早产儿,也有足月或过期小于胎龄儿。②正常出生体重儿:出生体重≥2500g和≤4000g;③巨大儿:出生体重>4000g。

3. 根据出生体重和胎龄的关系分类

（1）小于胎龄儿 出生体重在同胎龄儿平均体重的第10百分位以下的婴儿。

（2）适于胎龄儿 出生体重在同胎龄儿平均体重的第10至90百分位之间的婴儿。

（3）大于胎龄儿 出生体重在同胎龄儿平均体重的第90百分位以上的婴儿。

4. 根据出生后周龄分类

（1）早期新生儿 生后1周以内的新生儿，也属于围生儿。其发病率和死亡率在整个新生儿期最高，需要加强监护和护理。

（2）晚期新生儿 出生后第2周至第4周末的新生儿。

5. 高危儿 指已发生或可能发生危重疾病而需要监护的新生儿。常见于以下情况：

（1）母亲疾病史 母有糖尿病、感染、慢性心肺疾患、吸烟、吸毒或酗酒史，母亲为Rh阴性血型，过去有死胎、死产或性传播病史等。

（2）母孕史 母年龄>40岁或<16岁，孕期有阴道流血、妊娠高血压、先兆子痫、子痫、羊膜早破、胎盘早剥、前置胎盘等。

（3）分娩史 难产、手术产、急产、产程延长、分娩过程中使用镇静和止痛药物史等。

（4）新生儿 窒息、多胎儿、早产儿、小于胎龄儿、巨大儿、宫内感染和先天畸形等。

（二）新生儿常见的特殊生理状态

1. 生理性黄疸 新生儿黄疸是新生儿胆红素在体内积聚增高引起的以皮肤、黏膜、巩膜黄染为特征的临床现象。分为生理性黄疸和病理性黄疸，生理性黄疸轻者呈浅黄色，局限于面颈部，或波及躯干，巩膜亦可黄染；重者黄疸可遍及全身，大便呈黄色，尿中无胆红素。50%~60%的足月儿和80%的早产儿出现生理性黄疸。

新生儿生理性黄疸的特点为：①一般情况良好。②足月儿生后2~3天出现黄疸，4~5天达高峰，5~7天消退，最迟不超过2周；早产儿黄疸多于生后3~5天出现，5~7天达高峰，7~9天消退，最长可延迟到3~4周。③每日血清胆红素升高 <85μmol/L（5mg/dl）。④血清胆红素足月儿 <205μmol/L（12mg/dl），早产儿 <257μmol/L（15mg/dl）。

2. "马牙"和"螳螂嘴" 在上腭中线和（或）齿龈部位，由上皮细胞堆积或黏液腺分泌物积留形成的黄白色小颗粒，俗称"马牙"，出生数周后可自然消退；新生儿两侧颊部各有一隆起的脂肪垫,俗称"螳螂嘴",有利于吸吮乳汁。两种情况均属正常现象,不可擦拭及挑破,以免发生感染。

3. 乳腺肿大或假月经 男女新生儿生后4~7天均可有乳腺增大,还有少量的乳汁,2~3周自然消退;部分女婴生后5~7天阴道流出少许血性分泌物,可持续1~3天,俗称"假月经"。两者均因来自母体的雌激素中断所致。

4. 新生儿红斑及粟粒疹 出生后1~2天,在头部、躯干及四肢常出现大小不等的多形性斑丘疹,称为"新生儿红斑",1~2天后可自然消失;因皮脂腺堆积在鼻尖、鼻翼、颜面部形成小米粒大小黄白色皮疹,称为"新生儿粟粒疹",几天后亦可自然消失。

(三)新生儿期的关注要点

1. 保暖 新生儿出生后应注意保温,以减少热量的散失。早产儿,尤其是体重<2000g或体重较大伴低体温者,应置于预热的抢救台上或温箱中,并根据体重、日龄选择中性环境温度,使腹壁温度维持在36.5℃左右。无条件者可采取其他保暖措施。

2. 喂养 提倡母婴同室,母乳喂养。足月儿生后半小时即可哺母乳,以促进乳汁分泌,提倡按需哺乳;无母乳者可给配方乳,每3小时1次,每天7~8次。早产儿也应首选母乳,必要时可用早产儿配方奶。

吸吮能力差或不会吞咽的早产儿可用鼻胃管喂养。哺乳量因人而异,原则上胎龄愈小、出生体重愈低,每次量愈少,喂奶间隔时间愈短。无论是足月儿、早产儿,奶量均以喂奶后安静、不吐、无腹胀和理想的体重增长(足月儿每天15~30g/kg,早产儿每天10~15g/kg)为标准。哺乳量不能满足所需热量者应辅以静脉营养。

3. 必需的维生素 足月儿生后肌内注射1次维生素K_1 0.5~1mg,早产儿同剂量连用3次。出生后4天加维生素C 50~100mg/d,10天后加维生素A 500~1000IU/d、维生素D 400~1000IU/d;4周后添加铁剂,足月儿每天给元素铁2mg/kg,极低出生体重儿每天3~4mg/kg,并同时加用维生素E25U和叶酸2.5mg,每周2次。

4. 呼吸管理 新生儿出生后应立即清理口腔及呼吸道分泌物,保持呼吸道通畅。早产儿仰卧时可在肩下放置软垫,避免颈部弯曲,呼吸道梗阻。若出现发绀应查找原因,同时予以吸氧,切忌给早产儿常规吸氧,以免引起早产儿视网膜病和慢性肺部疾病。如出现呼吸暂停,轻者经弹、拍打足底或后背等可恢复呼吸,反复发作者可给予氨茶碱静脉注入,继发性呼吸暂停应予病因治疗。

5. 预防感染 婴儿室工作人员应严格遵守消毒隔离制度。护理和处置均应注意无菌操作;接触新生儿前应洗手;工作人员或新生儿患感染性疾病尤其是上呼吸道和皮肤感染,应立即隔离,防止交叉感染。

6. 皮肤黏膜护理 应注意保持呼吸道通畅,保持脐带残端清洁和干燥,保持皮肤清洁。衣服宜宽大、质软,不用钮扣,尿布宜柔软、吸水性强。一旦发现感染灶,应积极处理。

早产儿免疫力低,更应注意对早产儿室及所接触的物品定期消毒,室内地板、床架及暖箱等应定期清洁、消毒;对感染者更应及时隔离治疗。

7. 预防接种 出生后3天内接种卡介苗,以预防结核病;出生后第1天、1个月、6个月时应各注射乙肝疫苗1次,以预防乙肝病毒感染。母亲为乙肝病毒携带者或乙肝患者,婴儿生后应立即肌内注射高价乙肝免疫球蛋白0.5ml,同时换部位注射重组乙肝病毒疫苗10μg。

8. 新生儿筛查 应开展先天性甲状腺功能减低症、苯丙酮尿症及地中海贫血等先天性疾病的筛查。

五、添加辅食与断奶

4~6个月的婴儿体格长大了,能力也长大了,翻个身想努力地坐起来看看周围的世界,还想自己抓握东西玩呢!爸妈要赶紧准备着为婴儿添加辅食,辅食是乳类和代乳品以外的食品,随着生长发育的逐渐成熟,单纯母乳或配方奶已不能完全满足生长发育需要,需要添加辅食帮助婴儿由出生时的纯乳类向成人固体食物转换。这个食物转换的过渡时期很重要,可以培养婴儿喜爱各类食物并学会自己进食,逐渐接受成人固体食物。

(一)开始添加辅食的时间

1. 依据婴儿的生长发育规律,开始添加辅食的时间应该为出生满4个月。具体来说就是,辅食开始添加的时间最早从满4个月开始,也就是第5个月;辅食开始添加的最迟时间从满6个月开始,也就是婴儿跨入第7个月必须开始尝试辅食,即使母乳非常充足,满6个月也要开始添加辅食。

2. 辅食添加过早容易造成过敏、排便异常等问题。辅食添加过晚容易造成日后添加辅食困难、身心发育异常等问题。

3. 4~6个月为辅食添加适应阶段,主要是鼓励婴儿对饮食产生兴趣,避免强迫婴儿进食,以免造成婴儿的心理负担。

（二）添加辅食的作用

1. 添加辅食中的营养素可以弥补单纯奶制品的不足,促进婴儿健康生长。4~6个月以后的婴儿,食量在逐渐增加,母乳乳汁分泌量在逐渐减少,单纯乳汁喂养已经不足以满足婴儿日益增加的能量需求。

2. 添加辅食有助于训练婴儿口腔咀嚼、胃肠道消化吸收功能等生理功能。6~12个月的婴儿,正是发展咀嚼与吞咽的关键期,咀嚼与吞咽能力是需要学习的,如果没有练习,到了1岁以后,有的婴儿会拒绝尝试新食物,有的婴儿会出现咀嚼与吞咽功能迟滞。

3. 添加辅食也是在鼓励帮助婴儿探索尝试新食物,对婴儿一生的饮食习惯都有重要影响。辅食能提供更多元、完整的各种营养,包括热量、铁质与维生素,甚至是微量元素如锌、铜等。逐次给予不同种类的辅食,可以让婴儿习惯多种口味,避免日后出现偏食的现象。

4. 添加辅食也有助于促进消化酶的分泌。婴儿4~6个月大的时候,肠胃淀粉酶及各种消化酵素已经开始分泌,消化及吸收功能已经逐渐成熟,这时开始练习吃辅食,有助于促进消化酶的分泌,增加肠胃道功能。

（三）添加辅食的原则

1. 与婴儿的月龄相适应　辅食添加对婴儿的身体发育很重要,对婴儿日后的营养补充和饮食习惯培养也很重要,但必须在适合的年龄才可以达到预期的效果。一般从4~6个月开始即可,过早过晚均会出现一些喂养问题。混合喂养或人工喂养的婴儿4个月以后就可以添加辅食了。添加辅食对婴儿身体发育和健康非常重要。

2. 从一种到多种　添加辅食要谨记一种一种尝试,要按照婴儿的营养需求和消化能力逐渐增加食物的种类,开始时只能给婴儿吃一种与月龄相宜的辅食,待尝试了3~7天后,如果婴儿的消化情况良好,排便正常,再让婴儿尝试另一种,千万不能在短时间内同时增加多种。

一次只添加一种新辅食,便于判断婴儿对不同食物的反应。①如果婴儿对某一种食物过敏,在尝试的几天里可以通过观察发现一些不良反应,比如出皮疹、腹泻、呕吐等,记住以后回避之即可。②如果添加后几天内没发生不良反应,则表明婴儿可以接受这种食物。③如果怀疑婴儿对某种食物过敏,不妨1周后再尝试一次,要是接连出现2~3次不良反应,即可认为婴儿对这种食物过敏而回避之。

3. 食材鲜嫩、卫生、口味好　父母在给婴儿制作食物时,不要只注重营养,而忽视了口味。这样不仅会影响婴儿的味觉发育,为日后挑食埋下隐患,还可能使婴儿对辅食产生厌恶,从而影响营养的摄取。辅食应该以天然清淡为原则,制作的原料一定要鲜嫩,可稍添加一点盐或糖,但不可添加味精和人工色素等,以免增加婴儿肾脏的负担。

4. 从稀到稠 婴儿在开始添加辅食时,都还没有长出牙齿,因此父母只能给婴儿喂流质食品,逐渐再添加半流质食品,最后发展到固体食物。如果一开始就添加半固体或固体的食物,婴儿肯定会难以消化,导致腹泻。应该根据婴儿消化道的发育情况及牙齿的生长情况逐渐过渡,即从菜汤、果汁、米汤过渡到米糊、菜泥、果泥、肉泥,然后再过渡成软饭和小块的菜、水果、肉。这样,婴儿才能吸收好,才不会发生消化不良。

5. 从细小到粗大 婴儿食物的颗粒要细小,口感要嫩滑,因此菜泥、果泥、蒸蛋羹、鸡肉泥、猪肝泥等"泥"状食品是最合适的。这些"泥"中是含有纤维素、木质素、果胶等成分的,能促进肠道蠕动,容易消化。这样即可锻炼婴儿的吞咽功能,为日后逐步过渡到固体食物打下基础,还可以让婴儿熟悉了各种食物的天然味道,养成不偏食、不挑食的好习惯。在婴儿快要长牙或正在长牙时,父母可把食物的颗粒逐渐做得粗大,这样有利于促进婴儿牙齿的生长,并锻炼婴儿的咀嚼能力。

6. 从少量到多量,遇到不适立刻停 每次给婴儿添加新的食品时,一天只能喂一次,而且量不要大。比如,加蛋黄时先给婴儿喂1/8个,3~7天后婴儿没有什么不良反应,而且在两餐之间有饥饿感、排便正常、睡眠安稳,再增加到半个蛋黄,以后逐渐增至整个蛋黄。辅食添加量要循序渐进地增多,增加的指标是婴儿的接受情况,而不是家长的主观意图。婴儿吃了新添的食品后,父母要密切观察婴儿的消化情况,如果出现腹泻,或便里有较多黏液的情况,就要立即暂停添加这种食品,等待婴儿恢复正常后再重新少量添加。婴儿在刚开始添加辅食时,正常情况下,大便也可能会有一些改变,比如便色变深、呈暗褐色或便里有尚未消化的残菜等。有些不太严重的辅食不良反应需要反复观察婴儿的变化和反应才可确定。

7. 吃流质或泥状食品时间不宜过长 长时间给婴儿吃流质或泥状食品,会影响婴儿咀嚼能力的发育,一旦错过咀嚼能力发育的关键期,可能会导致婴儿咀嚼障碍。所以一旦发现婴儿到了出牙期,要及时添加有助于咀嚼能力发育的辅食。

8. 进食时心情要愉快 给婴儿喂辅食时,要在婴儿心情愉快、有进食欲望的时候喂食。培养婴儿进食的愉快心理和婴儿从辅食中摄取的营养量同等重要。婴儿表示不愿吃时,千万不可强迫婴儿进食,因为这会使婴儿产生受挫感,给日后的生活带来负面影响,是造成婴儿日后拒食、厌食的重要诱因之一。

（四）添加辅食的顺序

1. 月龄4~6个月时　此时婴儿体内贮存的铁消耗已尽,选择的食物时应该考虑给婴儿补充铁营养,同时还要求添加的辅食易于吸收、能满足生长需要、又不易产生过敏的食物。能满足这些条件的食物是:①婴儿铁强化米粉,是最佳的第一辅食,其中已强化了钙、铁、锌等多种营养素,其他辅食所含营养成分都不全面。这样婴儿就可获得比较均衡的营养素,而且胃肠负担也不会过重。②可补充维生素、矿物质营养的根茎类蔬菜、水果。

此期,需要把辅食做成菜泥、水果泥、含铁配方米粉等泥状食物,用小勺喂食,每天添加1次。

2. 月龄7~9个月时　若婴儿之前添加辅食顺利,7~9个月龄时可逐渐引入动物性食物,如鱼类、蛋类、肉类以及豆制品,制作应以当地食物为基础,注意食物的质地、营养密度、卫生、制作多样性。同时继续乳类喂养,婴儿营养的主要来源仍为乳类,要保证每天600~800ml乳类。

此期,可把软饭(面)、肉末、菜末、蛋、鱼泥、豆腐、配方米粉、水果等辅食做成末状食物,让婴儿学着用婴儿杯食用,每天添加1~2次。碎末状辅食可帮助婴儿学习咀嚼,增加食物的能量密度。

3. 月龄10~12个月时　若辅食添加顺利,此前引入的辅食继续,此期可尝试把饭(面)、碎肉、碎菜、蛋、鱼肉、豆制品、水果等辅食做成婴儿碎食物,可以让婴儿抓食,每天添加2~3次。同时鼓励婴儿自己用小勺进餐,尝试断奶瓶。

（五）添加辅食易出现的问题

1. 溢乳　15%的婴儿经常出现溢乳,可因过度喂养、不成熟的胃肠运动类型、不稳定的进食时间而致。同时,婴儿胃水平位置,韧带松弛,易折叠;贲门括约肌松弛,幽门括约肌发育好的消化道的解剖生理特点,使6个月内的小婴儿常常出现胃及食管反流。此外,喂养方法不当,如奶头过大、吞入气体过多时,婴儿也往往出现溢乳。

2. 辅食引入时间不当　过早引入固体食物影响母乳铁吸收、增加食物过敏、肠道感染的机会;过晚引入其他食物,错过味觉、咀嚼功能发育关键年龄,造成进食行为异常,断离母乳困难,以致婴儿营养不足。

3. 热量及营养素摄入不足　8~9个月的婴儿已可接受热量密度较高的成人固体食物。如经常食用能量密度低的食物,或摄入液量过多,婴儿可表现进食后不满足、体重增长不足、下降,或在安睡后常于夜间醒来要求进食。摄入食物单调,易发生营养素缺乏。

婴儿后期消化功能发育较成熟,应注意逐渐增加婴儿6个月后的固体食物热量密度比,满足生长需要。避免给婴儿过多液量影响进食,因婴儿食物构成仍有较多的乳类,食物质地较软,含水量也较多。

4. 进餐频繁 胃的排空与否与消化能力密切相关。婴儿进餐频繁超过每天7~8次,或延迟停止夜间进食,使胃排空不足,影响婴儿食欲。一般安排婴儿每天六餐,有利于消化。

5. 喂养困难 难以适应环境、过度敏感气质的婴儿常常有进食时间不稳定,常常表现喂养困难。

(六)断奶

婴儿出生后4~6个月内生长发育迅速,母乳喂养是最理想的。但4~6个月以后单纯母乳已不能满足小儿生长发育的需要,而且小儿常因眷恋母乳而拒绝其他食品,出现食欲缺乏或食欲异常,常有体重减轻、营养不良或贫血等。因此母乳喂养儿应在适当时期断奶。8~12个月为断奶最适当的时期。

婴儿喂养的食物转换过程是让婴儿逐渐适应各种食物的味道、培养婴儿对其他食物感兴趣、逐渐由乳类为主要食物转换为进食固体食物为主的过程。母乳喂养婴儿的食物转换问题是帮助婴儿逐渐用配方奶完全替代母乳,同时引入其他食物;部分母乳喂养和人工喂养婴儿的食物转换是逐渐引入其他食物。

断奶应逐渐进行,在正常添加辅助食品的条件下,一般先从6~8个月起每日先减少一次哺乳,用辅助食品代替,以后逐渐减少哺乳次数,直至断奶。

六、孩子的吃喝拉撒睡行,谁做主

儿科医生的临床工作中,很多时候需要耐心倾听家长们不厌其烦地描述孩子的吃喝拉撒睡行等日常生活情况,因为许多家长认为这是养育孩子最重要的事情,要努力争取做到科学、正确。但是不少家长处理孩子日常生活问题的方法并不科学,这种不科学影响了孩子的身心发育,甚至还引起了家长焦虑、惊惧、猜疑等心智方面的问题。那么,孩子的吃喝拉撒睡行该由谁做主呢?

(一)家长因8个月的宝宝吃奶差就诊时的医患对话

这个对话中所讲述的是很多同类情况的综合。

家长：儿科医生，这孩子8个月了，他为啥不吃呀？啥都不吃，急死我了。

儿科医生：我看孩子挺开心活跃的，肤色也不错，个头也可以，不像吃不饱的样子。他1天大小便几次？

家长：哦，大便1~2次，小便无数次，最少10次吧。唉，医生，他怎么拉那么多呢？

儿科医生：他不拉你不更急吗？孩子每天有1次大便，5次以上小便，就说明他吃得可以了。他不吃，从哪儿来的大小便？

家长：他吃母乳呀，人家都说吃母乳的孩子就是屎尿多，我想停掉他的母乳，但他不吃别的东西，只吃母乳。

儿科医生：哦，原来你是说孩子不吃母乳以外的东西，这很正常呀，说明你孩子聪明，母乳好呀，聪明的孩子当然要选择对自己最好的食品了。当然，6个月以上的孩子要慢慢加辅食了，但也要看孩子的接受程度，不能任你的性子来。母乳可以吃到2岁半呢，再多吃几个月对你和孩子都好。

（二）家长因3岁的宝宝吃奶差就诊时的医患对话

家长：医生，给我孙子看看他为啥不吃，比邻居家的孩子瘦很多。

儿科医生：孩子精神状况好，体格检查也没有异常发现，大小便如何？

家长：大小便很规律，每天1次大便，小便差不多7、8次吧。

儿科医生：邻居家的孩子比您的孙子好看？

家长：哪里呀，他没我孙子好看，他太胖了，医生说让他减肥，孩子的爸妈说他爷爷奶奶给孩子吃太多了。问题是，人家那孙子给啥吃啥，我家这个吃饱了就不吃了，怎么哄都不吃，硬塞进去也被他吐出来。

儿科医生：这很正常呀，被人硬塞食物那滋味不好受啊，他饿了自然会吃，你塞他多难受呀。你这孙子长得很好看呀，不像挨饿的样子，体格检查也没发现异常情况呀。

家长：挨饿肯定不会，但他比人家那个孩子吃得少多了，想让他多吃点，他就不听，他是不是有病呀？

儿科医生：不听话不一定是有病，也许是您不对呢，他不听"不对的话"，说明他聪明呀。我给孩子检查好了，没发现有毛病，回家吧，以后别给孩子硬塞食物了，塞进去了，孩子吃胖了，您儿子、媳妇也要说您了。

家长：哦，好好，不塞了，您说没毛病就放心了，就是担心他比人家吃得少多了。这就放心了，谢谢您！

（三）很多孩子的问题是家长过虑造成的

临床上经常遇到这样的现象：明明孩子吃得很好，家长偏要抱怨孩子吃东西不香；孩子穿得很合适、很暖和，家长还要说孩子衣服穿得不够；孩子大小便稍有变化，家长马上认为孩子得了什么病；孩子没按照家长的想法睡觉，家长就要焦虑是不是哪里不舒服；孩子玩起来稍有个性，家长立刻敏感起来、忧虑不已……其实，孩子本来很健康，这些"问题"是由于家长的过度疑虑造成的。

这种情况下，家长反复找医院、反复找医生，一定要弄个明白、探个究竟、达到满意。儿科医生有责任引导家长科学理性地对待孩子的问题。

（四）科学养育：孩子的吃喝拉撒睡行由孩子决定

在孩子的成长发育过程中，吃喝拉撒睡行，这些基本的健康参照，必须是孩子的，而不应该是家长的、成人的、主观的；这些孩子自身的身体健康问题，应该是由孩子自己做主！

我们这代人，有着对于饥饿、贫乏、困苦、艰难的清晰记忆，也有着社会发展、物质丰富、轻松便利、追求享受的美好现实。因此，对孩子的爱心、情感、期望以及抚养他们成长的具体方式，也不可避免地在这两种经验中寻求平衡，也许，这种平衡更多地倾向于吃饱、穿好，倾向于摄取的过量。但是，在这种爱孩子的名义下，很多家长朋友忘了最基本的道理：生命自身的健康保证，其实是自然规律下的简单生活，孩子的生长发育，到底需要多少、需要怎样，有一个最符合个体差异的"度"，过犹不及。家长朋友们对孩子的呵护关爱，要通过科学方法，要把自己的"外因"作用发挥好，要做到的是耐心细致的观察交流，冷静科学的评估判断，快乐轻松的环境营造，一定不要过度担心风险，将自己和孩子放在一种"健康畏惧"的不良情绪之下。

七、尿液是感知儿童生命冷暖阴晴的长流水

尿液即小便，是经泌尿系统排出体外的含有人体新陈代谢排泄物的液体。排泄尿液的生理功能是调节机体内水和电解质的平衡以及清除代谢废物，尤其是退化变性的蛋白质和核苷酸所产生的含氮化合物，因此生命不止、尿液不停，可以说尿液是感知生命冷暖阴晴的长流水。

正常人的尿液大多数为淡黄色液体，尿液检查可以揭示出人体的许多病理生理情况，是临床常用的三大常规化验之一。儿童出生后 24~48 小时内即可排小便，尿

液化验也是儿科临床医生非常重视的一个无创伤性辅助检查,当儿童出现发热、哭闹、呕吐等不适情况时,很多儿科医生都会开具小便化验的申请。值得注意的是,目前大多数家长过度依赖纸尿裤的便利,没有观察孩子排尿情况的习惯,时常会对留取儿童尿液配合化验感到困难重重。

（一）儿科临床纪实

4月龄宝宝发热2周,尿液化验后明确了诊断!

在儿科临床中,经常会有些哭闹不止、寝食不安、又吐又拉的小宝宝,辗转多处就医,查遍了全身各个部位,最后想到查个简单的尿常规,可见大量红白细胞,拟诊尿路感染,正规诊治治愈。例如,4月龄大的宝宝间断低热两周了,时而哭闹不安,抽血化验了很多指标也未查明病因,儿科医生建议再做个尿液检查,却让宝宝家长一家人做了难。

儿科医生:孩子间断低热两周了,还时而哭闹不安,血液化验了那么多无异常发现,再查个尿常规看看吧。

家长:孩子这么小,用纸尿裤呢,尿怎么查呀? 怎么接尿呀? 谁知道他何时排尿呢? 再说,孩子排尿好好的,没发现异常呀?

儿科医生:孩子抽血也很困难呀,取尿还是比抽血容易点,只是需要您家人的耐心和技巧。检验科有尿袋,用尿袋取。

家长:化验好了,医生你看这有问题吗? 怎么会有这些细胞呢?

儿科医生:尿常规结果是红白细胞均大于50个/HP,显示孩子有明显的尿路感染,再加上孩子有低热、哭闹不安,经常被捂着纸尿裤,你们对孩子臀部护理及纸尿裤的使用安全性没在意,这可能是原因。但要做个泌尿系统超声看看孩子有无发育问题,还要做尿培养进一步明确诊断。

家长:医生,超声好像有问题呀,孩子看着好好的,怎么尿道发育有问题?!

儿科医生:超声结果没显示孩子有发育问题。膀胱壁增厚是尿路感染的结果,不是原因,说明孩子的尿路感染已经累及上尿路,还好孩子的肾盂肾实质没见异常。抓紧时间积极治疗吧,尽量避免肾盂肾实质、肾功能的损害。孩子不像大人,上下尿路是分不清的,感染很难只局限在下尿路,所以笼统叫尿路感染。

家长:如何治呢? 孩子这么小,我们不想用抗生素!

儿科医生:孩子的泌尿系感染是细菌性,必须用抗生素,而且必须尽快用上,越耽误出现后遗症的肾实质、肾功能损害的概率越大。孩子全身状况还好,送完尿培养后,先口服抗生素,三天后复诊,需要一段时间随诊。

家长：能不能输液呀，我们不想用抗生素！

儿科医生：输液只是用药途径，大多也是输抗生素的，而且总体上静脉输注抗生素的不良反应大于口服，你们以为输纯水能治病呀？

家长：（笑了）明白了，那我们就先口服抗生素治疗吧。

儿科医生：3天后复诊，取尿培养结果，若口服无效，依据尿培养结果再换药，若无好转还要查血，也可能必须输液治疗；但目前情况允许，先给孩子一个口服治疗的机会。最好复诊时找肾脏科。

家长：孩子如何得了这个病？怎样预防？

儿科医生：孩子的会阴部要清洁、透气、舒适，你们习惯给孩子穿个纸尿裤，孩子也习惯了，不反抗了，如果没穿惯的孩子会反抗的，因为这样很不舒服，不信你们自己带一天或者4小时试试。有可能是你们尿布使用护理不当造成的，先改掉这个，治好病，不复发就不找其他原因了。

家长：不用纸尿裤，孩子乱拉乱尿咋办？我们该如何使用呢？

儿科医生：纸尿裤是养护孩子很好的帮手，但要正确合理使用，注意安全卫生，要给孩子的小屁股通风透气的机会。不要总用尿裤捂太紧、太长时间，长时间捂着就会长细菌。纸尿裤要及时更换，不要捂太紧，即便是孩子没有大小便，最长4小时必须换掉。每天要给孩子屁股通风透气的时间，有尿路感染时更要注意臀部护理。

家长：谢谢，我们按你说的做！

宝宝一家人弄明白了孩子生病的原因，眼泪快要掉出来了，紧紧搂着孩子离开了诊室。

（二）儿童尿路感染

尿路感染是由细菌直接侵入尿道而引起的感染，可累及上下泌尿道。儿童尿路感染由于不易局限也不易定位，故统称为尿路感染，为小儿时期常见病，2岁以下婴儿发病率较高。女孩发病率为男孩的3~4倍，新生儿期男孩发病率较女孩高。儿童与成人比较有以下不同点：①新生儿、婴幼儿泌尿系症状不显著，全身症状较重。②婴幼儿的感染途径可为血源性。③常合并泌尿系异常，如各种先天畸形和膀胱-输尿管反流。

1. 儿童尿路感染的治疗原则

（1）确诊为尿路感染后要在留取尿培养后尽快给予敏感抗生素治疗。

（2）抗菌药物治疗有效者，于用药1~2天后急性症状明显好转，菌尿消失。

（3）如2~3天后临床症状无好转或菌尿持续，则应根据药敏试验换用其他药物。

（4）下泌尿道感染疗程7~10天，上泌尿道感染者10~14天。

（5）停药后每周复查尿常规及尿培养，连续2次阴性后改为每月复查1次，至少追踪6个月以上，观察有无复发。

（6）复发病例的治疗在做尿培养后给予上述治疗1个疗程，然后用复方新诺明5~10mg/kg，或呋喃坦啶12mg/kg，每晚睡前顿服，连服4~6个月。同时应检查有无泌尿系异常和膀胱–输尿管反流。

2. 儿童尿路感染的预后

（1）急性尿路感染经合理抗菌治疗，多数于数日内症状消失、治愈，但有近50%的儿童可复发或再感染。

（2）再发病例多伴有尿路畸形，其中以膀胱–输尿管反流最常见。膀胱输尿管反流与肾瘢痕关系密切，肾瘢痕的形成是影响儿童尿路感染预后的最重要因素。

（3）肾瘢痕在学龄期儿童最易形成，10岁后进展不明显。

（4）一旦肾瘢痕引起高血压，如不能被有效控制，最终发展至慢性肾衰竭。

3. 儿童尿路感染的预防

（1）注意个人卫生，不穿紧身内裤，勤洗外阴以防止细菌入侵。

（2）及时发现和处理男孩包茎、女孩处女膜伞、蛲虫感染等。

（3）及时矫治尿路畸形，防止尿路梗阻和肾瘢痕形成。

（4）注意纸尿布的安全卫生和合理使用，保持皮肤黏膜通风透气、干燥、滋润。

（5）注意培养孩子适时排便的习惯，以及告知排便的能力。

八、评价儿童的大便需要发育的眼光

大便是食物进入消化道被吸收利用后排出体外的食物残渣及肠道分泌物。大便的四分之一是水分，其余大多是蛋白质、无机物、脂肪、未消化的食物纤维、脱了水的消化液残余，以及从肠道脱落的细胞和死掉的细菌，还有维生素K和B族维生素。当胃肠道发生病变时，可能会导致大便形状和排泄次数的变化。

（一）儿科临床纪实：关于儿童大便问题的医患对话

家长：医生您帮帮我，女儿5个月了，母乳喂养。4个月的时候腹泻半个月，好转后一直拉黏液＋奶瓣。做了大便培养不是细菌感染，但是大便常规化验有几个白细胞，常吐奶。至今已经快1个月了。已经口服药物治疗半个月了，每次喂奶前加乳糖酶已1周，大便无改善。请问这是肠黏膜损伤吗？该怎么调理？

儿科医生：孩子吃得好吗？每天吃几次？尿几次？体重长得好吗？给孩子及时补充维生素AD了吗？

家长：孩子吃得很好啊，每天吃8~10次，每次要吃到足够饱才罢休，少吃一口都不行，害得我天天熬汤喝下奶。尿量也很多，无数次，没算过。长得很好，大家都说她太胖了，需要减肥。没补充维生素AD，她这么胖，不缺营养。

儿科医生：您的这一番话让我彻底对宝宝放了心，孩子应该没有大问题，有可能是您喂的多了，多到她消化不了了，所以大便小便都多呀。

家长：那么，我该咋办呢？她每天大便那么多，别人家的孩子每天就大便1次或2次，也有3~4天大便1次的。

儿科医生：首先，您不能只盯着孩子的大便来评价大便是否异常，您要看孩子的整体情况，分析孩子是否有病理情况。其次，您不能要求您的孩子按照别人家孩子排大便的样子来排大便，更重要的是您要看孩子自己大便的变化情况，要照孩子自己的标准。

家长：那我就是来说孩子的大便的呀，我是看着孩子的大便不正常才来看病的呀，不说大便说啥？！

儿科医生：您是来找医生诊断孩子这样拉大便有无问题？原因何在？该如何处理？对吧？您已经给孩子按照常见的病理情况吃药治疗了半个月没效，对吧？

家长：是呀，急死我了，这孩子吃喝玩好好的，长的也好，就是大便不好，是有什么严重问题，对吗？

儿科医生：您还是跳不出大便本身，您要看看孩子的整体情况综合分析，才可以找到孩子这样大便的原因。那么，请您想想，您养育孩子，主要的目标是让孩子长得好呢？还是拉出好看的大便？！

家长：当然是让孩子长得好了，但大便不正常担心孩子有病啊……

儿科医生：明白了喂养孩子的目标是整体生长发育好，而不是拉个好看的大便，下边我们就容易达成共识了。

家长：明白了，您说今后我该咋办？

儿科医生：综合孩子目前的情况及之前的诊疗经过，孩子目前有2个问题可以考虑：①维生素D缺乏性佝偻病早期，这是孩子哭闹的原因之一；②消化不良，是饮食过多造成的。

家长：我该如何做呢？

儿科医生：①您自己先清淡饮食，停止喝油汤3天。同时，心情要愉快放松，别忧虑急躁，保持有乳汁。②给孩子口服维生素AD，每天2次，每次400U，适当多晒太阳，增加户外活动。③每次少喂一点,停止哺乳后逗孩子玩,给她拍背、按摩肚子,让她开心愉快,忘了吃奶,慢慢养成好的饮食习惯。⑤3~5天后复诊,让我再看看。

家长被说服了,3天后来复诊了:医生,我家孩子按照您说的这样做,好多了,大便样子好看一些,但是次数还是多,怎么办?

儿科医生:好转就好,慢慢来,因为这不是急事,孩子目前生长发育很好,喂养习惯的改变、身体状况的改变都不是急事。也许您的孩子大便次数就是这么多,有的孩子吃1次拉1次,只要孩子身心愉快,没有不适感、生长发育也好,不用着急。也就是说,评价孩子的大便需要用生长发育的眼光看,看孩子整体的发育情况,而不是只盯着大便看。

家长:如果孩子以后大便再变得更不好,我该如何做?

儿科医生:要综合分析儿童当时的临床表现、实验室检查,如果没有找到病理情况,儿童吃喝玩乐、生长发育也不受影响,那还是只需适当调整饮食、助消化即可。

（二）正常儿童的大便情况

1. 人乳喂养儿 大便为黄色或金黄色,多为均匀膏状或带少许黄色粪便颗粒,或较稀薄、绿色、不臭,呈酸性反应(pH4.7~5.1)。平均每日排便2~4次,一般在添加辅食后次数即减少。

2. 人工喂养儿 大便为淡黄色或灰黄色,较干稠,呈中性或碱性反应(pH6~8)。因牛乳含蛋白质较多,粪便有明显的蛋白质分解产物的臭味,有时可混有白色酪蛋白凝块。每天大便1次或2次,易发生便秘。如果只是排便间隔超过48小时,不伴任何不适,不应称为便秘。

3. 混合喂养儿 大便与单喂牛乳者相似,但较软、黄。添加淀粉类食物可使大便增多,稠度稍减,稍呈暗褐色,臭味加重。添加各类蔬菜、水果等辅食时大便外观与成人粪便相似,初加菜泥时,常有小量绿色便排出。便次每日1次左右。

（三）儿童大便异常的易感因素

1. 婴幼儿消化系统发育尚未成熟,胃酸和消化酶分泌少,酶活力偏低,不能适应食物质和量的较大变化;婴幼儿水代谢旺盛,1岁以内每日摄入及排出的水分占体内总液量的1/2(成人为1/7),对缺水的耐受力差,一旦失水容易发生体液紊乱;婴儿时期神经、内分泌、循环、肝、肾功能发育不成熟,容易发生消化道功能紊乱。

2. 生长发育快,所需营养物质相对较多,且婴儿食物以液体为主,进入量较多,胃肠道负担重。

3. 婴儿胃酸偏低,胃排空较快,对进入胃内的细菌杀灭能力较弱;血清免疫球蛋白(尤其是IgM、IgA)和胃肠道分泌型IgA均较低,因而机体防御功能差。

4. 肠道菌群失调。正常肠道菌群对入侵的致病微生物有拮抗作用,新生儿出生后尚未建立正常肠道菌群时、改变饮食使肠道内环境改变时,或滥用广谱抗生素时,均可使肠道正常菌群的平衡失调,而患肠道感染。

5. 人工喂养母乳中含有大量体液因子(SIgA、乳铁蛋白)、巨噬细胞和粒细胞、溶菌酶、溶酶体,有很强的抗肠道感染作用。家畜乳中虽有某些上述成分,但在加热过程中被破坏,而且人工喂养的食物和食具极易受污染,故人工喂养儿肠道感染发生率明显高于母乳喂养儿。

（四）儿童腹泻后的饮食原则

1. 继续饮食,满足生理需要,补充疾病消耗,以缩短腹泻后的康复时间,应根据疾病的特殊病理生理状况、个体消化吸收功能和平时的饮食习惯进行合理调整。

2. 母乳喂养的婴儿继续哺乳,暂停辅食;人工喂养儿可喂以等量米汤或稀释的牛奶或其他代乳品,由米汤、粥、面条等逐渐过渡到正常饮食。有严重呕吐者可暂禁食4~6小时(不禁水),待好转后继续喂食,由少到多,由稀到稠。

3. 病毒性肠炎多有继发性双糖酶(主要是乳糖酶)缺乏,对疑似病例可暂停乳类喂养,改为豆制品代乳品,或发酵奶,或去乳糖配方奶粉,以减轻腹泻,缩短病程。

4. 病程超过2周的腹泻,好转后逐渐恢复营养丰富的饮食,并每日加餐一次,共2周。

（五）儿童腹泻的基本治疗原则

1. 调整饮食,预防和纠正脱水,合理用药,加强护理,预防并发症。

2. 不同时期的腹泻病治疗重点各有侧重,急性腹泻多注意维持水、电解质平衡及抗感染,迁延及慢性腹泻则应注意肠道菌群失调问题及饮食疗法问题。

3. 治疗不当往往会得到事倍功半或适得其反的结果。

（六）迁延性/慢性腹泻的治疗原则

1. 积极寻找引起病程迁延的原因,针对病因进行治疗,切忌滥用抗生素,避免顽固的肠道菌群失调。

2. 预防和治疗脱水,纠正电解质及酸碱平衡紊乱。

3. 此类患儿多有营养障碍,继续喂养对促进疾病恢复,如肠黏膜损伤的修复、胰腺功能的恢复、微绒毛上皮细胞双糖酶的产生等,是必要的治疗措施,禁食对机体有害。

4. 迁延性、慢性腹泻常伴有营养不良和其他并发症,病情较为复杂,必须采取综合治疗措施。

引起儿童腹泻的因素很多,很多时候,儿童没有急性问题,吃喝玩乐、生长发育不受影响,只是消化不良引起的大便形状不理想,比如时而有奶瓣,可以只适当调整饮食,不予特殊治疗。腹泻时进食和吸收减少,而肠黏膜损伤的恢复、发热时代谢旺盛、侵袭性肠炎丢失蛋白等因素,都使得营养需要量增加,如限制饮食过严或禁食过久常造成营养不良,并发酸中毒,以致病情迁延不愈影响生长发育。所以,小儿腹泻饮食调理很重要,特别是对于病程超过2周的迁延性和慢性腹泻患儿。

九、关注意外伤害,保障儿童安全

在儿科急诊室,经常可见到因意外伤害而生命垂危的儿童被急匆匆的家长和救护车送来。经过全力抢救,如果留住了孩子,大家都还感到好受点。很多时候,孩子在送到医院前已经死亡了,也就是说已"院前死亡"。孩子的生命对高明的医术、高超的技术都无任何反应!

此时此刻,谁都希望有魔幻神奇的力量把孩子送回来! 多少次,经过奋力抢救、严肃认真的生命评估后,还是不得不无奈地告诉家人:"孩子已经走了。走了一段时间了,回不来了! 准备后事,送孩子走吧!"此时此刻,谁都理解家人的不能接受、捶胸顿足、嚎啕大哭……因为,就在刚才,他/她还开心地看着孩子高兴地玩耍,欣赏着孩子越来越能干了,盼望着孩子快快长大……

其实,这样的时刻,儿科医生护士和孩子的家人一样痛心疾首,为这样意外失去的小生命扼腕叹息! 在儿科临床,陪伴孩子们经历人生的风雪雨霜就是日常工作。对于那些因为先天发育问题、或后天得了重病的孩子,家人和医生护士都尽到了最大努力,走的时候家人还能在悲伤中平静一点;而对于这些本来聪明健康的孩子,因意外伤害而突然失去生命,此时此刻,任何人都将难以平静地接受这样严酷的现实。

为了提高孩子家长的儿童健康意识,降低儿童的患病率、意外伤害发生率,要注意在家庭生活、日常细节中防范儿童意外伤害。因为大多数儿童意外伤害发生在家中,且往往与家人的疏于照看有关。因此,强化宣传教育,注意日常防范非常重要。要特别注意以下几点:

1. 了解有哪些危害因素 据临床所见,儿童意外伤害最常见的有动物伤害、跌落、误食药品、溺水和烧烫伤这五类，包括各种物理、化学和生物因素，这些伤害往往具有突然性、暴发性，不可预知且十分复杂。

2. 这些伤害大多发生在家中 不少人认为家是安全的，因此在家中往往会放松对孩子的照管。但作为家长，必须注意的是，这个家是您建的，您熟悉这里的一切，您的孩子来到这里不久，还不太熟悉这些高高低低、拐弯抹角的环境，不太熟悉您养的狗呀、猫呀等小动物。即便是您和孩子讲过，他/她也不一定能弄明白、记清楚，因为他/她还太小，需要您多费心、多关注，保护这个小生命安全快乐成长！

3. 要注意儿童的心理特点 幼稚可爱的儿童，不仅身体在长，小心思也在不断长，有时是您猜不透、想不到的。特别是1~3岁的婴幼儿，很多事情似懂非懂，但好奇心和探索的欲望却非常强烈，这时候确保他/她的安全，责任完全在家长。比如，你告诉孩子这个药不能吃，正是这样的告知导致好奇心强的孩子，越阻挠他（她）越想尝试：为什么不让他（她）吃?! 对于这个年龄段的孩子，最好的办法就是让他（她）远离危险，把危险的东西放到他（她）够不着摸不到的地方。

4. 注意耐心呵护 尽管您的孩子很能干，会有意想不到的发现和创举，或者会闹得天翻地覆，但他/她实际上还真的很脆弱！您听说过小孩子在家中的洗澡盆中被淹死的故事吗?! 还有，被花生豆、鱼刺卡住喉咙的孩子更是不尽其数！所以，在我们看来，即使吃饭进食这些简单愉快的小事，也是危机四伏，需要您对孩子格外小心，不要逗他笑、惹她哭，也不要大喊大叫，要注意教会孩子良好的饮食习惯。

5. 紧密陪伴，时刻不要懈怠 哺养孩子，绝不仅仅是让孩子吃饱穿暖，还需要爱心、耐心、细心，更需要责任心。养个孩子确实不容易，稍不注意烫伤了怎么办? 玩耍时不知道躲避怎么办? 还有"英雄宝贝"，傻呵呵地拿塑料袋套在头上，自己玩窒息游戏！还有的模仿动画片上的危险动作，造成了多少伤害！所以，对于孩子，更重要的是家长的眼睛不能离开他/她。因为，家长永远不知道他/她下一秒会做出什么惊天动地的动作，他/她的行为会往哪个方向发展，更不知道危险会来自哪里！

第三章 儿科常见病的防治

一、儿科常见病防治的重点是"小儿四病"

　　保障儿童安全,促进儿童健康,是世界各国各民族最为重视、付出最多的一项公益事业。营养性维生素 D 缺乏性佝偻病、营养性缺铁性贫血、肺炎以及腹泻简称"小儿四病",是影响儿童尤其是婴幼儿期儿童健康的常见病,也是国家层面重点防治的儿童常见病。我国政府1986年制定推广、至今仍在实施的《小儿四病防治方案》很好地促进了儿童健康,儿童常见病防治也一直是国家医疗卫生工作的重点。2011年国务院又发布了《中国儿童发展纲要(2011—2020)》,进一步把儿童健康纳入国民经济和社会发展规划,作为优先发展的领域之一。

(一)营养性维生素 D 缺乏性佝偻病

　　1. 概述　　营养性维生素 D 缺乏性佝偻病是由于儿童体内维生素 D 不足,使钙、磷代谢紊乱产生的一种以骨骼病变为特征的全身慢性营养性疾病。典型的表现是生长着的长骨干骺端和骨组织矿化不全,维生素 D 不足使成熟骨矿化不全,则表现为骨质软化症。佝偻病也同时有骨质软化症,长骨与生长板同时受损。婴幼儿,特别是小婴儿,生长快、户外活动少,是发生营养性维生素 D 缺乏性佝偻病的高危人群。近年来,随社会经济文化水平的提高,我国营养性维生素 D 缺乏性佝偻病发病率逐年降低,病情也趋于轻度。因我国冬季较长,日照短,北方佝偻病患病率高于南方。

2. 病因 婴幼儿体内维生素D缺乏的原因

（1）围生期维生素D不足　母亲妊娠期，特别是妊娠后期维生素D营养不足，如母亲严重营养不良、肝肾疾病、慢性腹泻，以及早产、双胎均可使婴儿的体内维生素D贮存不足。

（2）日照不足　因紫外线不能通过玻璃窗，婴幼儿被长期过多地留在室内活动，使内源性维生素D生成不足。大城市高大建筑可阻挡日光照射，大气污染如烟雾、尘埃可吸收部分紫外线。气候的影响，如冬季日照短，紫外线较弱，亦可影响部分内源性维生素D的生成。

（3）生长速度快　如早产及双胎婴儿生后生长发育快，需要维生素D多，且体内贮存的维生素D不足，易发生营养性维生素D缺乏性佝偻病。重度营养不良婴儿生长迟缓，发生佝偻病者不多。

（4）食物中补充维生素D不足　因天然食物中含维生素D少，即使纯母乳喂养婴儿若户外活动少亦易患佝偻病。

（5）疾病影响　胃肠道或肝胆疾病影响维生素D吸收，如婴儿肝炎综合征、先天性胆道狭窄或闭锁、脂肪泻、胰腺炎、慢性腹泻等，肝、肾严重损害可致维生素D羟化障碍，$1,25-(OH)_2D_3$生成不足而引起佝偻病。长期服用抗惊厥药物可使体内维生素D不足，如苯妥英钠、苯巴比妥，可刺激肝细胞微粒体的氧化酶系统活性增加，使维生素D和$25-(OH)D$加速分解为无活性的代谢产物。糖皮质激素有对抗维生素D对钙的转运作用。

3. 预防 营养性维生素D缺乏性佝偻病是一种自限性疾病，日光照射和生理剂量的维生素D（400IU）可治疗佝偻病。因此，现认为确保儿童每日获得维生素D400IU是预防和治疗的关键。

（1）围生期　孕母应多户外活动，食用富含钙、磷、维生素D以及其他营养素的食物。妊娠后期适量补充维生素D每天800IU，有益于胎儿贮存充足维生素D，以满足出生后一段时间生长发育的需要。

（2）婴幼儿期　预防的关键在日光浴与适量维生素D的补充。出生后2~3周后即可让婴儿坚持户外活动，冬季也要注意保证每日1~2小时户外活动时间。每周让母乳喂养的婴儿户外活动2小时，仅暴露面部和手部，可维持婴儿血$25-(OH)D_3$浓度在正常范围的低值（>11ng/dl）。

（3）早产儿、低出生体重儿、双胎儿　出生后2周开始补充维生素D800IU/d，3个月后改预防量。足月儿生后2周开始补充维生素D400IU/d，至2岁。夏季户外活动多，可暂停服用或减量。一般可不加服钙剂。

（二）营养性缺铁性贫血

1. 概述　营养性缺铁性贫血是由于体内铁缺乏导致血红蛋白合成减少所致。临床上以小细胞低色素性贫血、血清铁蛋白减少和铁剂治疗有效为特点。缺铁性贫血是小儿最常见的一种贫血，以婴幼儿发病率最高，严重危害小儿健康，是我国重点防治的小儿常见病之一。

2. 病因

（1）胎儿和儿童期铁代谢特点

1）胎儿期铁代谢特点　胎儿通过胎盘从母体获得铁，以孕后期3个月获铁量最多，平均每日约4mg。故足月儿从母体所获得的铁足够其出生后4~5月内之需；而未成熟儿从母体所获的铁较少，容易发生缺铁。过去认为胎儿能主动从母体获取铁，孕母铁营养状况不会影响胎儿获取铁量；但近年研究表明，如孕母严重缺铁，可影响胎儿获取铁量。

2）婴幼儿期铁代谢的特点　足月新生儿体内总铁约75mg/kg，其中25%为贮存铁。出生后由于"生理性溶血"释放的铁较多，随后是"生理性贫血"期造血相对较低下，加之从母体获取的铁一般能满足4个月之需，故婴儿早期不易发生缺铁。但早产儿从母体获取铁少，且生长发育更迅速，可较早发生缺铁。约4月龄以后，从母体获取的铁逐渐耗尽，加上此期生长发育迅速，造血活跃，因此对膳食铁的需要增加，而婴儿主食人乳和牛乳的铁含量均低，不能满足机体之需，贮存铁耗竭后即发生缺铁，故6个月~2岁的小儿缺铁性贫血发生率高。

3）儿童期和青春期铁代谢特点　儿童期一般较少缺铁，此期缺铁的主要原因是偏食使摄取的铁不足，或是食物搭配不合理使铁的吸收受抑制；肠道慢性失血也是此期缺铁的原因。青春期由于生长发育迅速而对铁的需要量增加，初潮以后少女如月经过多造成铁的丢失也是此期缺铁的原因。

（2）缺铁发生的原因

1）先天储铁不足　胎儿从母体获得的铁以妊娠最后3个月最多，故早产、双胎或多胎、胎儿失血和孕母严重缺铁等均可使胎儿储铁减少。

2）铁摄入量不足　这是缺铁性贫血的主要原因。人乳、牛乳、谷物中含铁量均低，如不及时添加含铁较多的辅食，容易发生缺铁性贫血。

3）生长发育因素　婴儿期生长发育较快，5个月时和1岁时体重分别为出生时的2倍和3倍；随着体重增加，血容量也增加较快，1岁时血循环中的血红蛋白增加2倍；未成熟儿的体重及血红蛋白增加倍数更高；如不及时添加含铁丰富的食物，则易致缺铁。

4）铁的吸收障碍 食物搭配不合理可影响铁的吸收。慢性腹泻不仅铁的吸收不良，而且铁的排泄也增加。

5）铁的丢失过多 正常婴儿每天排泄铁量相对比成人多。每毫升血约含铁0.5mg，长期慢性失血可致缺铁，如肠息肉、美克尔憩室、膈疝、钩虫病等可致慢性失血，用不经加热处理的鲜牛奶喂养的婴儿可因对牛奶过敏而致肠出血（每天失血约0.7ml）。

3. 预防 主要是做好卫生宣教工作，使全社会尤其是家长认识到缺铁对小儿的危害性及做好预防工作的重要性，使之成为儿童保健工作中的重要内容。主要预防措施如下：

（1）提倡母乳喂养，因母乳中铁的吸收利用率较高。

（2）做好喂养指导，无论是母乳或人工喂养的婴儿，均应及时添加含铁丰富且铁吸收率高的辅助食品，如精肉、畜禽血、内脏、鱼等，并注意膳食合理搭配，婴儿如以鲜牛乳喂养，必须加热处理以减少牛奶过敏所致肠道失血。

（3）婴幼儿食品（谷类制品、牛奶制品等）应加入适量铁剂加以强化。

（4）对早产儿，尤其是非常低体重的早产儿宜自2个月左右给予铁剂预防。

（三）肺炎

1. 概述 小儿呼吸道疾病包括上、下呼吸道急、慢性炎症，呼吸道变态反应性疾病，胸膜疾病，呼吸道异物，先天畸形及肺部肿瘤等。其中急性呼吸道感染最为常见，约占儿科门诊的60%以上，北方地区则比率更高。由于婴幼儿免疫功能尚不完全成熟，在住院患儿中，肺炎为最多见，且仍是第一位的死亡原因。因此，国家医疗管理部门把肺炎列为小儿四病防治方案中的首位。

肺炎是指不同病原体或其他因素（如吸入羊水、油类或过敏反应）等所引起的肺部炎症。主要临床表现为发热、咳嗽、气促、呼吸困难和肺部固定性中、细湿罗音。重症患者可累及循环、神经及消化系统而出现相应的临床症状，如中毒性脑病及中毒性肠麻痹等。

2. 病因和分类

（1）病理分类 按病理累及的部位分为：大叶性肺炎、支气管肺炎和间质性肺炎。以支气管肺炎最为多见。

（2）病因分类

1）病毒性肺炎 国外RSV占首位，我国曾以腺病毒（ADV）为主，现已转为RSV

占首位。其次为 ADV 3、7、11、21 型，流感病毒、副流感病毒1、2、3型，巨细胞病毒和肠道病毒等。

2）细菌性肺炎　肺炎链球菌、金黄色葡萄球菌、肺炎杆菌、流感嗜血杆菌、大肠埃希菌、军团菌感染所致肺炎等。

3）支原体肺炎　由肺炎支原体所致。

4）衣原体肺炎　由沙眼衣原体（CT）、肺炎衣原体（CP）和鹦鹉热衣原体引起，以CT多见。

5）原虫性肺炎　卡氏肺囊虫（卡氏肺孢子虫）肺炎，免疫缺陷病患者为易感人群。

6）真菌性肺炎　由白色念珠菌、肺曲菌、组织胞浆菌、毛霉菌、球孢子菌等引起的肺炎。多见于免疫缺陷病及长期使用抗生素者。

7）非感染病因引起的肺炎　如吸入性肺炎、坠积性肺炎、嗜酸细胞性肺炎等（过敏性肺炎）。

（3）病程分类

1）急性肺炎　病程<1个月。

2）迁延性肺炎　病程1~3个月。

3）慢性肺炎　病程>3个月。

（4）病情分类

1）轻症　除呼吸系统外，其他系统仅轻微受累，无全身中毒症状。

2）重症　除呼吸系统外，其他系统亦受累，出现其他系统表现，全身中毒症状明显，发生生命体征危险，甚至发生生命体征危象。

（5）临床表现典型与否分类

1）典型性肺炎　肺炎链球菌、金黄色葡萄球菌（金葡菌）、肺炎杆菌、流感嗜血杆菌、大肠埃希菌等引起的肺炎。

2）非典型性肺炎　肺炎支原体、衣原体、军团菌、病毒性肺炎等。2002年冬季和2003年春季在我国发生一种传染性非典型肺炎，世界卫生组织（WHO）将其命名为严重急性呼吸道综合征（简称SARS），初步认定为新型冠状病毒引起。以肺间质病变为主，传染性强，病死率较高。儿童患者临床表现较成人轻，病死率亦较低。

（6）发生肺炎的地区进行分类

1）社区获得性肺炎（CAP）　指无明显免疫抑制的患儿在院外或住院48小时内发生的肺炎。

2）院内获得性肺炎（HAP）　指住院48小时后发生的肺炎。

3. 预防

（1）加强体格锻炼,多晒太阳,多做户外活动,增强体质。

（2）避免接触呼吸道感染的患者,做好计划免疫。已患肺炎者应预防并发症。

（3）对患肺炎的孩子,家长要细心、仔细,注意孩子的体温和呼吸的情况,要保持室内空气新鲜、安静,让孩子休息好。

（4）在饮食上要吃易消化、高热量和富有维生素的食物,以软的食物最好,有利于消化道的吸收。

（5）肺炎痊愈后,也不要掉以轻心,特别要注意预防上呼吸道感染,否则易反复感染。锻炼要适宜,可根据年龄选择适当的锻炼方法。

（四）腹泻

1. 概述 儿童腹泻可称腹泻病,是一组由多病原、多因素引起的以大便次数增多和大便性状改变为特点的消化道综合征,是我国婴幼儿最常见的疾病之一。6个月~2岁婴幼儿发病率高,1岁以内约占半数,是造成小儿营养不良、生长发育障碍的主要原因之一。

2. 病因和分类

（1）病原学致病因素 在一定条件下,病毒、细菌、真菌、寄生虫等病原体均可在儿童胃肠道异常繁殖引起肠道内感染,导致腹泻。病毒是引起儿童肠道内感染导致腹泻的最常见病原体,秋冬季以轮状病毒多见;其次是细菌。

1）病毒感染 寒冷季节的婴幼儿腹泻80%由病毒感染引起。20世纪70年代国外证明了病毒性肠炎主要病原为轮状病毒,其次有星状和杯状病毒、肠道病毒（包括柯萨奇病毒、埃可病毒、肠道腺病毒）、诺沃克病毒、冠状病毒等。

2）细菌感染 大肠埃希菌为导致儿童腹泻的最常见细菌,已知菌株可分为致病性、产毒性、侵袭性、出血性、黏附—集聚性等5组。鼠伤寒和其他非伤寒、副伤寒沙门菌等沙门菌类、空肠弯曲菌、耶尔森菌、嗜水气单胞菌、难辨梭状芽胞杆菌、金黄色葡萄球菌、铜绿假单胞菌、变形杆菌等均可引起腹泻。痢疾杆菌所导致的腹泻为法定传染病。

（2）非感染性致病因素

1）喂养不当 可引起腹泻,多为人工喂养儿,喂养不定时、饮食量不当、突然改变食物品种、早喂给大量淀粉或脂肪类食品等是导致腹泻的常见食物性腹泻。含高果糖或山梨醇的果汁可产生高渗性腹泻,含有调料、富含纤维素肠道刺激物的食物也可引起腹泻。

2）过敏性腹泻　常见的为对牛奶或大豆(豆浆)过敏而引起腹泻。

3）乳糖不耐受性腹泻　主要原因为原发性或继发性乳糖酶缺乏或活性降低,引起肠道对糖的消化吸收不良而引起腹泻。

4）气候变化性腹泻　环境和气候突然变凉可导致腹部不适,使肠蠕动增加而出现腹泻。天气过热也可导致消化液分泌减少等都可能诱发消化功能紊乱致腹泻。

3. 婴幼儿发生腹泻的易感因素

（1）消化系统发育不成熟

1）婴幼儿消化系统发育尚未成熟,胃酸和消化酶分泌少,酶活力偏低,不能适应食物质和量的较大变化。

2）婴幼儿水代谢旺盛,1岁以内每日摄入及排出的水分占体内总液量的1/2,对缺水的耐受力差,一旦失水容易发生体液紊乱。

3）婴儿时期神经、内分泌、循环、肝、肾功能发育不成熟,容易发生消化道功能紊乱。

（2）胃肠道负担重

1）婴幼儿生长发育快,所需营养物质相对较多。

2）婴儿食物以液体为主,需要进食量较多才可满足生长发育所需,也是造成胃肠道负担过重的原因之一。

（3）机体防御功能差

1）婴儿胃酸偏低,胃排空较快,对进入胃内的细菌杀灭能力较弱。

2）血清 IgM、IgA 等免疫球蛋白含量低,胃肠道分泌型 IgA 含量也较低,导致抵抗感染的能力差。

（4）肠道菌群失调　正常肠道菌群对入侵的致病微生物有拮抗作用,新生儿出生后尚未建立正常肠道菌群时、改变饮食使肠道内环境改变时或滥用广谱抗生素时,均可使肠道正常菌群的平衡失调,而患肠道感染。

（5）人工喂养　母乳中含有大量体液因子(SIgA、乳铁蛋白)、巨噬细胞和粒细胞、溶菌酶、溶酶体,有很强的抗肠道感染作用。家畜乳中虽有某些上述成分,但在加热过程中被破坏,而且人工喂养的食物和食具极易受污染,故人工喂养儿肠道感染发生率明显高于母乳喂养儿。

4. 预防

（1）合理喂养　提倡母乳喂养,及时添加辅助食品,每次限一种,逐步增加,适时断奶。人工喂养者应根据具体情况选择合适的代乳品。

（2）避免不恰当处理　对于生理性腹泻的婴儿应避免不适当的药物治疗、或者由于小儿便次多而怀疑其消化能力,而不按时添加辅食。

(3)养成良好的卫生习惯 注意婴儿乳品的恰当保存,奶具、食具、便器、玩具和设备的要定期消毒。

(4)气候变化 避免过热或受凉,居室要通风。

(5)防止交叉感染 感染性腹泻患儿,尤其是大肠埃希菌、鼠伤寒沙门菌、轮状病毒肠炎的传染性强,集体机构如有流行,应积极治疗患者,做好消毒隔离工作,防止交叉感染。

(6)避免长期滥用广谱抗生素 对于因败血症、肺炎等肠道外感染必须使用抗生素,特别是广谱抗生素的婴幼儿,即使无消化道症状时亦应加用微生态制剂,以防止难治性肠道菌群失调所致的腹泻。

(7)适时合理接种疫苗 轮状病毒肠炎流行甚广,接种疫苗为理想的预防方法,口服疫苗已见诸报道,保护率在80%以上,但持久性尚待研究。

二、佝偻病与儿童健康密切相关,需重视但无需复杂化

很多儿科医生有同感,近年来在繁忙的日常临床工作中,越来越多的儿童家长问及如何选择名目繁多的维生素 AD 或鱼肝油制剂。有时候,看到家长朋友们拿出的来源不同、厂商各异、包装规格、剂型标识缤纷多样的制剂,我们非常感慨,也非常无奈。我们想说:请家长朋友们不要这么辛苦、不要把简单问题搞得这么复杂。就用最简单的药准字的维生素 AD 制剂即可。下边是家长与儿科医生的对话纪实,是关于此类话题常见对话的缩影。

(一)儿科临床纪实

药准字的维生素 AD 有毒吗?

家长:我孩子 1 岁了,朋友推荐补鱼肝油对身体好,医生您看看我孩子需要补吗?孩子最近总爱啼哭,特别是夜间睡不稳、总闹人。

儿科医生:孩子的体格检查结果显示,身高、体重可以,心肺、运动功能均好。有点肋缘外翻,以及孩子的闹人,这些都可能是佝偻病的表现之一,提示孩子需要补充维生素 AD 制剂。这个您也不要紧张,大多数孩子都需要补充,目前推荐预防佝偻病的措施是:足月儿出生后 2 周即开始补充维生素 AD400IU/d,至 2~3 岁。夏季户外活动多,可暂停服用或减量;一般可不加服钙剂。孩子已 1 岁了,为何不注意预防呢?

家长:也听说要预防的,但也有朋友说"是药三分毒",不让我们给孩子吃药,让我

们给孩子吃这些保健品,你看,我们有很多种保健品,大多还是外国品牌呢,但孩子有时吃了又吐,有时又听朋友说这些保健品吃多了也不好,所以,我们又停掉了。

儿科医生:为什么不找正规医院的有执业资质的儿保或儿科医生开药准字的维生素AD呢?这是个老药了,一般都很便宜的,20多元钱一盒可以用1个月。

家长:孩子出生后有医生给开过,当时吃了也没啥反应,后来有朋友说孩子没病吃啥药呀?要预防就吃点保健品,就买了这个朋友的保健品。孩子吃了不舒服,另一个朋友就说这个不好,他的好,就又买了他的保健品。还有朋友电话推荐、送上门的保健品,也有国外远程邮购的。您看,前前后后花了几千元买了这一堆维生素AD,结果,孩子也没吃进多少,还是得了佝偻病。

儿科医生:得了佝偻病也不用紧张,这是儿童常见病,积极正规治疗不会影响孩子的。不要把简单问题想复杂了,药准字的儿童型维生素AD制剂,如果是合格产品就应该是安全的,按照儿童用药规范使用即可。至于说到毒性,如果成分相同,药准字与保健品是一样的维生素AD,比较而言,药准字因要求高、检验监督多,应该更安全。

家长:现在,我们还怎么办呢?

儿科医生:从现在开始,您就简单点,遵医嘱,给孩子正规的简单的药准字的儿童型维生素AD制剂治疗,先治疗量,再预防量,坚持到孩子2~3岁。不需花太多钱买药,若用的好,孩子抵抗力也会好点。

(二)佝偻病的临床表现

本病见于婴幼儿,特别3月以下的小婴儿。主要表现为生长最快部位的骨骼改变,并可影响肌肉发育及神经兴奋性的改变。因此年龄不同,临床表现不同。佝偻病的骨骼改变常在维生素缺乏一段时间后出现,围生期维生素D不足的婴儿佝偻病出现较早。儿童期发生佝偻病的较少。重症佝偻病患儿还可有消化和心肺功能障碍,并可影响行为发育和免疫功能。

1. 初期(早期)　多见6个月以内,特别是3个月以内小婴儿。多为神经兴奋性增高的表现,如易激惹、烦闹、汗多刺激头皮而摇头等。但这些并非佝偻病的特异症状,仅作为临床早期诊断的参考依据。此期常无骨骼病变,骨骼X线可正常,或钙化带稍模糊;血清25-(OH)D_3下降,PTH升高,血钙下降,血磷降低,碱性磷酸酶正常或稍高。

2. 活动期(激期)　早期维生素D缺乏的婴儿未经治疗,继续加重,出现PTH功能亢进,钙、磷代谢失常的典型骨骼改变。6月龄以内婴儿的佝偻病以颅骨改变为主,前囟边较软,颅骨薄,检查者用双手固定婴儿头部,指尖稍用力压迫枕骨或顶骨的后部,可有压乒乓球样的感觉。6月龄以后,尽管病情仍在进展,但颅骨软化消失。正常婴儿的骨缝周围亦可有乒乓球样感觉。额骨和顶骨中心部分常常逐渐增厚,至7~8个月时,变成"方盒样"头型,即方头(从上向下看),头围也较正常增大。"方盒样"头应与前额宽大的头型区别。骨骺端因骨样组织堆积而膨大,沿肋骨方向于肋骨与肋软骨交界处可及圆形隆起,从上至下如串珠样突起,以第7~10肋骨最明显,称佝偻病串珠;手腕、足踝部亦可形成钝圆形环状隆起,称手镯、足镯。1岁左右的小儿可见到胸廓畸形,胸骨和邻近的软骨向前突起,形成"鸡胸样"畸形;严重佝偻病小儿胸廓的下缘形成一水平凹陷,即肋膈沟或郝氏沟。有时正常小儿胸廓两侧肋缘稍高,应与肋膈沟区别。由于骨质软化与肌肉关节松弛,小儿开始站立与行走后双下肢负重,可出现股骨、胫骨、腓骨弯曲,形成严重膝内翻("O"型)或膝外翻("X"型)。

3. 恢复期 以上任何期经日光照射或治疗后,临床症状和体征逐渐减轻或消失。血钙、磷逐渐恢复正常,碱性磷酸酶需1~2个月降至正常水平。治疗2~3周后骨骼X线改变有所改善,出现不规则的钙化线,以后钙化带致密增厚,骨骺软骨盘逐渐恢复正常。

4. 后遗症期 多见于2岁以后的儿童。因婴幼儿期严重佝偻病,残留不同程度的骨骼畸形。无任何临床症状,血生化正常,X线检查骨骼干骺端病变消失。近年来,因大家防治意识和措施的加强,此期已少见。目的在于控制活动期,防止骨骼畸形。治疗的原则应以口服为主,一般剂量为每日50~100μg(2000~4000IU),或1,25-(OH)$_2$D$_3$ 0.5~2.0μg,1个月后改预防量400IU/d。

(三)佝偻病的治疗

1. 一般治疗 注意加强营养,及时添加其他食物,坚持每日户外活动。如果膳食中钙摄入不足,应适当补充钙剂。

2. 常规剂量维生素AD制剂 400~800IU/d,口服。症状改善后1个月改为预防量400IU/d。

3. 大剂量维生素AD制剂 应有严格的适应证,必须明确的是,大剂量维生素AD与治疗效果无正比例关系,不缩短疗程,与临床分期无关;且采用大剂量治疗佝偻病的方法缺乏可靠的指标来评价血中维生素D代谢产物浓度、维生素D的毒性、高血钙症的发生以及远期后果。

当重症佝偻病有并发症或无法口服者可大剂量肌内注射维生素D 20万~30万IU一次,3个月后改为400IU/d预防量。治疗1个月后应复查,如临床表现、血生化与骨骼X线改变无恢复征象,应与抗维生素D佝偻病鉴别。

三、营养性缺铁性贫血诊疗的家长里短

营养性缺铁性贫血是由于体内铁缺乏导致血红蛋白合成减少所致,临床上以小细胞低色素性贫血、血清铁蛋白减少和铁剂治疗有效为特点,是小儿最常见的一种贫血,以6个月~2岁婴幼儿发病率最高,严重危害小儿健康,是我国重点防治的小儿常见病之一。

(一)儿科临床纪实

8个月的宝宝简单的贫血却历尽辛苦去诊疗!

繁忙的儿科门诊,8个月的宝宝被一家人拥抱着拥挤着,终于完成了诊疗,到了医生决策诊疗计划的时候。

儿科医生:8个月的宝宝血常规血红蛋白为90g/L,可以诊断为轻、中度贫血,临床表现、体格检查和外周血象都较支持营养性缺铁性贫血。先给孩子口服点铁剂和维生素C,1周后再复查血常规,有效了就可确诊为缺铁性贫血,继续服药一段时间就治愈了。若没效再做进一步检查。这是处方,按时服药,1周后复诊。

家长接过处方说好回去按时给孩子服药,1周后再来复诊。1周后宝宝如约来复诊,化验血常规却没有好转,让儿科医生有点忧虑了。

儿科医生:孩子怎么没好转呢?是由其他非营养性因素引起的贫血吗?您给孩子按时吃药了吗?看孩子的情况不太像有其他问题呀,但若果按时服药没好转还是要考虑其他问题。让孩子住院做骨穿进一步查查病因吧。

家长:说实话,你开的药没吃,服用了一位好朋友介绍的一种补血的保健品。这位朋友说:"孩子看着好好的吃啥药呀?!医生给孩子开的一盒硫酸亚铁片、一瓶维生素C片,总共20来块钱够吃1个月了,这么低劣的药你也敢给孩子吃呀?"怕您开具的这么便宜的药伤害孩子,就花了200多元钱买了朋友卖的保健品。保健品不是保健补充营养的吗?怎么7天花了200多元钱也没效呢?

儿科医生:其实,营养性缺铁性贫血是这个年龄孩子的常见问题,特别是母乳喂养没有注意补铁的,治疗很简单,本来就是不需要花很多钱的。现在,您是愿意服用药准字的补铁制剂1周后再复查呢?还是愿意住院或者到其他医院再给孩子进一步检查一下再决定呢?

家长:我们到儿童专科医院挂儿童血液科专家号看看再说吧,吃药毕竟是大事。

儿科医生:理解,祝一切顺利啊。

家长:(15天后又来复诊了,开心地说)15天前在网上排了3天队才挂到这个德高望重的专家的号,果然很好,看看您开的化验单及药物,说先这样服药7天,复查血常规后再做进一步诊疗计划。300元钱的专家号也算是值得的,人家专家没再让采血化验、也没有再开药。这不,我们今天就是来复查血象的。

儿科医生:是的,是很好的专家,再加上您也聪明,把孩子之前的化验单和药都带上了,给医生也提供了很好的诊疗依据。化验单开好了,带孩子化验后再来吧。

家长:(拿着复查后的化验单,开心地说)太好了,宝宝的血常规血红蛋白已经升到115g/L,看数值已经在正常参考值范围内了,没想到这药这么便宜还这么有效呀。而且孩子服药3天后我就明显感觉到好转了,精神、肤色、食欲都明显好转。

儿科医生:是呀,缺铁的孩子首先是精神、肤色、食欲差然后才贫血,服用铁剂后好转也是精神、肤色、食欲先好转。好了,孩子已经明确诊断了,就是营养性缺铁性贫血,剩下的事就是再继续吃这个简单的药2个月,同时注意营养均衡。

家长:啊!吃2个月药? 孩子这么小,吃2个月药? 不行,我得到北京大医院找专家看看再说。

儿科医生:(很无奈地苦笑着说)这是补充孩子所缺营养的药,就是每天孩子饮食中必须有的成分——铁和维生素C。营养性缺铁性贫血就是这样治疗的,您买本儿科书看看就明白了。您想继续看专家也可以,但建议您不要先停掉孩子目前的治疗,既然您也感到孩子一切都在好转,您见到专家前千万别停目前孩子非常需要的这2个药,好吗?

家长:好的,医生您真好! 我们也不是不相信您,现在社会太复杂了,我们北京也有亲戚,我们近期去北京顺便请专家再看看,图个放心、省心。

儿科医生:理解,记得带好孩子的化验资料及目前服用的药物,这样可以节省专家的时间,也可以省去不必要的重复检查和重复开药。

儿科医生都很理解家长爱护孩子、保护孩子的心情,本来不是一件大事,带孩子这么辛苦奔波、多方就医求诊成了一件大事,很多时候,孩子在反复拥挤的就诊过程还会再染上其他的疾病,这是最令人担心和痛心的事啊!

(二)营养性缺铁性贫血的临床表现

1. 一般表现 任何年龄均可发病,以6个月至2岁最多见。发病缓慢,其临床表现随病情轻重而有不同。皮肤黏膜逐渐苍白,以唇、口腔黏膜及甲床较明显。易疲乏,不爱活动。年长儿可诉头晕、眼前发黑、耳鸣等。

2. **髓外造血表现**　由于髓外造血,肝、脾可轻度肿大;年龄愈小、病程愈久、贫血愈重,肝脾肿大愈明显。其他系统的表现即为非造血系统的症状。

3. **消化系统症状**　食欲减退,少数有异食癖,如嗜食泥土、墙皮、煤渣等。可有呕吐、腹泻,可出现口腔炎、舌炎或舌乳头萎缩。重者可出现萎缩性胃炎或吸收不良综合征。

4. **神经系统症状**　表现为烦躁不安或精神委靡不振,精神不集中、记忆力减退,智力多数低于同龄儿。

5. **心血管系统症状**　明显贫血时心率增快,严重者心脏扩大甚至发生心力衰竭。

6. **其他**　因细胞免疫功能降低,常合并感染。可因上皮组织异常而出现反甲。

（三）营养性缺铁性贫血的诊断

1. 依据喂养史、临床表现等病史和血象特点,先做出初步诊断。

2. 必要时进一步作有关铁代谢的生化检查有确诊意义,以及骨髓检查。

3. 用铁剂治疗有效可证实诊断。

4. 地中海贫血、异常血红蛋白病、维生素 B_6 缺乏性贫血、铁粒幼红细胞性贫血等亦表现为小细胞低色素性贫血,应根据各病临床特点和实验室检查特征加以鉴别。

（四）贫血的诊断标准

贫血是指外周血中单位容积内的红细胞数、血红蛋白量或红细胞压积低于正常。婴儿和儿童的红细胞数和血红蛋白量随年龄不同而有差异,世界卫生组织依据不同年龄血红蛋白的低限值诊断贫血,年龄和数值如下:

1. **6个月~6岁**　为110g/L,6~14岁为120g/L,海拔每升高1000米,血红蛋白上升4%;低于此值者为贫血。

2. **6个月以下的婴儿**　由于生理性贫血等因素,血红蛋白值变化较大,目前尚无统一标准。我国暂定为:血红蛋白在新生儿期<145g/L,1~4个月时<90g/L,4~6个月时<100g/L者为贫血。

（五）贫血的程度分类

根据外周血血红蛋白含量或红细胞数可分为四度:①血红蛋白(Hb)从正常下限~90g/L者为轻度;②90~60g/L者为中度;③60~30g/L者为重度;④<30g/L者为极重度。新生儿 Hb 为 144~120g/L 者为轻度,120~90g/L 者为中度,90~60g/L 者为重

度,<60g/L者为极重度。

(六)营养性缺铁性贫血的治疗

1. 一般治疗 加强护理,保证充足睡眠;避免感染,如伴有感染者应积极控制感染;重度贫血者注意保护心脏功能。根据患儿消化能力,适当增加含铁质丰富的食物,注意饮食的合理搭配,以增加铁的吸收。简单来说,主要的治疗原则就是去除病因和补充铁剂。

2. 去除病因 对饮食不当者应纠正不合理的饮食习惯和食物组成,有偏食习惯者应予纠正。如有慢性失血性疾病,如钩虫病、肠道畸形等,应及时予以治疗。

3. 铁剂治疗

(1)口服铁剂

1)铁剂是治疗缺铁性贫血的特效药,若无特殊原因,应采用口服法给药。二价铁盐容易吸收,故临床均选用二价铁盐制剂。

2)常用的口服铁剂有硫酸亚铁(含元素铁20%)、富马酸铁(含元素铁33%)、葡萄糖酸亚铁(含元素铁12%)、琥珀酸亚铁(含元素铁35%)等。

3)口服铁剂的剂量为元素铁每日4~6mg/kg,分3次口服,一次量不应超过元素铁1.5~2mg/kg;以两餐之间口服为宜,既可减少胃肠道不良反应,又可增加吸收。

4)同时服用维生素C,可增加铁的吸收。

5)牛奶、茶、咖啡及抗酸药等与铁剂同服均可影响铁的吸收。

(2)注射铁剂 注射铁剂较容易发生不良反应,甚至可发生过敏性反应致死,故应慎用。其适应证如下:

1)诊断肯定但口服铁剂后无治疗反应者。

2)口服后胃肠反应严重,虽改变制剂种类、剂量及给药时间仍无改善者。

3)由于胃肠疾病胃肠手术后不能应用口服铁剂或口服铁剂吸收不良者。

4)常用注射铁剂有:山梨醇枸橼酸铁复合物,专供肌内注射用;右旋糖酐铁复合物,为氢氧化铁与右旋糖酐铁复合物,可供肌内注射或静脉注射;葡萄糖氧化铁,供静脉注射用。

4. 铁剂治疗后反应

(1)口服铁剂12~24h后,细胞内含铁酶开始恢复,烦躁等精神症状减轻,食欲增加。

(2)网织红细胞于服药2~3天后开始上升,5~7日达高峰,2~3周后下降至正常。

(3)治疗1~2周后血红蛋白逐渐上升,通常于治疗3~4周达到正常。

（4）如3周内血红蛋白上升不足20g/L，注意寻找原因。

（5）如治疗反应满意，血红蛋白恢复正常后再继续服用铁剂6~8周，以增加铁储存。

5. 输红细胞　一般不必输红细胞，输注红细胞的适应证是：①贫血严重，尤其是发生心力衰竭者。②合并感染者。③急需外科手术者。

6. 输血　贫血愈严重，每次输注量应愈少。Hb在30g/L以下者，应采用等量换血方法；Hb在30~60g/L者，每次可输注浓缩红细胞4~6ml/kg；Hb在60g/L以上者，不必输红细胞。

四、急性呼吸道感染和肺炎的诊治

呼吸系统以环状软骨下缘为界，分为上、下呼吸道。上呼吸道包括鼻、鼻窦、咽、咽鼓管、会厌及喉；下呼吸道包括气管、支气管、毛细支气管、呼吸性细支气管、肺泡管及肺泡。小儿呼吸系统的解剖生理特点是管腔狭窄、结构和功能发育均不成熟、免疫力低下，急性呼吸道感染是小儿时期最常见的疾病，占据儿科门急诊就诊疾病类别构成比的60%以上，其中肺炎是婴幼儿死亡的第一位原因。

（一）急性呼吸道感染

急性呼吸道感染是指呼吸道的多种急性感染性疾病，包括：急性鼻咽炎、急性喉炎、急性扁桃体炎、急性气管炎、急性支气管炎、毛细支气管炎，喘息样支气管炎、肺炎等。

这一组疾病具有共同的症状，如鼻塞、流涕、喷嚏、咽部不适和咽痛、咳嗽、发热等呼吸道表现。病情轻重差异很大，轻型感染3~4天可自愈，重症肺炎则可导致死亡。治疗重点是加强护理、合理治疗、保护机体抵抗力，阻止上呼吸道感染向下呼吸道感染蔓延发展，减少肺炎特别是重症肺炎的发生率。

（二）坚守"能吃药不打针"的治疗原则，有利于防止肺炎的发生

大多数呼吸道感染、特别是上呼吸道感染往往是病毒性的，病情不太严重、吃喝拉撒睡如常的情况下，有效的治疗措施就是注意休息、保持良好的周围环境，居室要通风透气、采光好，适当多饮水和补充大量维生素C等。此时，治疗的目的是防止交叉感染及出现并发症。

治疗疾病的原则是"能吃药不打针"，输液打针除了治疗措施本身的创伤和药物

毒副作用外,儿童长时间在医院拥挤等候也是导致交叉感染、出现并发症的一个重要诱因。时常会遇到以"孩子不会吃药"为理由要求输液的家长,需要儿科医生多鼓励、多帮助。口服是人与生俱来的基本生存本能,不会吃药,主要是因为家长不懂孩子,没有学会让孩子配合吃药的育儿本领。很多时候,儿科医生需要安抚家长急躁恐惧的心情,很多儿童哭闹恐慌、拒绝口服药物,在焦躁的家长情绪稳定后会变得比较配合。

许多情况下,如果大人多给孩子点自信,孩子不需要过多的医疗干预,完全可以靠简单的医疗帮助和自身健全的免疫防御系统解决问题。患儿家长应该明白:感冒发热是每个孩子必经的历练,只要努力多喝水、必要时简单吃点药,开心欢笑,即可战胜,这样孩子在长大的同时战胜了疾病、也增长了能力!

(三)及时诊断肺炎的依据

以下这些症状是病情加重的早期表现和及时诊断肺炎的依据。

1. 随时注意呼吸是否增快　为了确定呼吸是否增快,注意随时数患儿的呼吸次数。评价患儿的呼吸次数是否异常,首先需要知道不同年龄儿童正常的呼吸次数,超过正常的呼吸次数即为呼吸增快。

小儿呼吸频率快,年龄越小,频率越快。不同年龄正常儿童的呼吸次数为:新生儿40~44次/分,1月龄~1岁30次/分,1~3岁24次/分,3~7岁22次/分,7~14岁20次/分,14~18岁16~18次/分。

数呼吸次数时,要使小儿保持安静,掀起小儿上衣,观察胸或腹部运动。一次应数满1分钟,如呼吸超过上述规定的次数,稍等片刻再重数一次。如第二次仍快,就定为呼吸增快;如第二次不超过上述规定的次数,就不是呼吸增快。寒冷季节,可将一缕棉花絮条放在小儿鼻旁,数棉花絮条随呼气摆动的次数来定呼吸次数。

2. 肺炎的典型表现　发热、咳嗽、气促、肺部固定性的中、细湿罗音。

注意观察这些主要症状:①发热:热型不定,多为不规则发热,亦可为弛张热或稽留热。值得注意的是新生儿、重度营养不良患儿体温可不升或低于正常。②咳嗽:较频繁,在早期为刺激性干咳,极期咳嗽反而减轻,恢复期咳嗽有痰。③气促:多在发热、咳嗽后出现。④全身症状:精神不振、食欲减退、烦躁不安,轻度腹泻或呕吐。

体格检查注意这些体征:①呼吸增快:40~80次/分,并可见鼻翼扇动和三凹征。②发绀:口周、鼻唇沟和指趾端发绀,轻症患儿可无发绀。③肺部啰音:早期不明显,可有呼吸音粗糙、减低,以后可闻及较固定的中、细湿啰音,以背部两侧下方及脊柱两旁较多,于深吸气末更为明显。肺部叩诊多正常,病灶融合时,可出现实变体征(语颤增强,叩诊浊音,呼吸音减弱或有管性呼吸音)。

3. 重症肺炎的表现 重症肺炎患儿由于严重的缺氧及毒血症,除呼吸系统改变外,可发生循环、神经和消化系统功能障碍。

(1)循环系统 可发生心肌炎,表现为面色苍白、心音低钝、严重者可闻奔马律。重症肺炎所表现的心率增快、呼吸增快、呼吸困难、烦躁不安和肝脏增大。应与心力衰竭相鉴别,要进行综合判断。

(2)神经系统 发生脑水肿时出现烦躁或嗜睡、意识障碍、惊厥、前囟隆起、球结膜水肿、瞳孔对光发射迟钝或消失,呼吸节律不齐甚至呼吸停止。

(3)消化系统 一般为食欲减退、呕吐和腹泻,发生中毒性肠麻痹时表现为严重腹胀、膈肌升高,加重了呼吸困难。听诊肠鸣音消失,重症患儿还可呕吐咖啡样物,大便潜血阳性或柏油样便。

(4)发生DIC 可表现为血压下降,四肢凉,脉速而弱,皮肤、黏膜及胃肠道出血。

(5)抗利尿激素异常分泌综合征 表现为全身性水肿,可凹陷性,血钠≤130mmol/L,血渗透压<270mOsm/L,尿钠≥20mmol/L,尿渗透浓度高。血清抗利尿激素(ADH)分泌增加。若ADH不升高,可能为稀释性低钠血症。

(四)肺炎的治疗

1. 治疗原则 采用综合治疗,原则为控制炎症、改善通气功能、对症治疗、防止和治疗并发症。加强护理、对症支持治疗很重要。室内空气要流通,温度18~20℃,湿度60%为宜。给予营养丰富的饮食,重症患儿进食困难者,可给予肠道外营养。经常变换体位,以减少肺部淤血,促进炎症吸收。注意隔离,以防交叉感染。注意水和电解质的补充,纠正酸中毒和电解质紊乱,适当的液体补充还有助于气道的湿化。

2. 抗感染治疗

(1)抗生素治疗的原则 明确为细菌感染或病毒感染继发细菌感染者应使用抗生素。原则是:①在使用抗菌药物前应采集咽拭子、鼻咽分泌物或下呼吸道吸取物进行细菌培养和药物敏感试验,以便指导治疗。在未获培养结果前,可根据经验选择敏感的药物。②选用的药物在肺组织中应有较高的浓度。③重者患儿宜静脉联合用药。

(2)选择抗生素的病原学依据 ①肺炎链球菌:青霉素敏感者首选青霉素或羟氨苄青霉素(阿莫西林);青霉素低度耐药者仍可首选青霉素,但剂量要加大,青霉素过敏者选用红霉素类;②金黄色葡萄球菌:甲氧西林敏感者首选苯唑西林钠或氯唑西林钠,耐药者选用万古霉素或联用利福平;③流感嗜血杆菌:首选阿莫西林加克拉维酸(或加舒巴坦);④大肠埃希菌和肺炎杆菌:首选头孢曲松或头孢噻肟,绿脓杆菌肺炎首选替卡西林加克拉维酸;⑤肺炎支原体和衣原体:首选大环内酯类抗生素如红霉素、罗红霉素及阿奇霉素。

（3）抗生素的用药时间　一般应持续至体温正常后5~7天,症状、体征消失后3天停药。支原体肺炎至少使用抗菌药物2~3周。葡萄球菌肺炎在体温正常后2~3周可停药,一般总疗程≥6周。

（五）肺炎的预后

积极治疗,防止并发症,维护好肺功能,大多数儿童急性肺炎预后良好。

五、春天儿童常见病症的简单处理

春暖花开,万物复苏,是儿童生长发育的好日子。冬去春来,也是很多伴随儿童成长的病原体繁殖力较强的时节,因此,我们需要和孩子一起乐观面对、正确处理。跨过去,孩子的身心都会得到锻炼。

（一）发热

发热是婴幼儿十分常见的一种症状,也是很多疾病的主要临床表现之一。家长判断儿童有无发热,可先依据日常生活经验和习惯,靠感觉和触摸:如用手摸一摸儿童的头或手心,感到皮肤发烫即可怀疑儿童有发热;然后再用体温计测出儿童准确的体温。日常生活中多用测量腋下体温来评价儿童有无发热。正常小儿腋下体温为36~37℃,如超过37.4℃可认为儿童发热了。是否对发热的儿童进行退热治疗,要在综合考虑儿童发热的程度、发热的可能病因以及发热可能对儿童造成的影响的基础上进行。

一般来说,如果儿童没有感到不适或没有高热惊厥病史,腋下体温低于38.5℃时,不必在家应用解热止痛类西药退热,可采用物理降温或应用清热解毒类中药的方法;当腋下体温大于38.5℃时,可先应用解热止痛类西药退热处理后再就医。但要注意,3个月内的婴幼儿应慎用药物退热,宜多用物理方法退热。

当儿童腋下体温大于38.5℃时即可送急诊,但要注意的是,"送急诊"的目的是为了尽快查明发热的病因和评估病情,并不等于儿童都需要紧急救治。

1. 发热的原因　许多原因都可以引起发热,病毒和细菌等微生物的侵袭感染是儿童最常见的发热病因。"发热热坏大脑的说法"不准确。对于大多数感染性疾病,发热是机体清除病原体的病理生理反应,适当的发热有利于儿童战胜疾病。对于有高热惊厥病史的儿童,若发热引起的惊厥持续的时间较长,又没得到恰当的处理,可造成脑缺氧而"热坏大脑"。对于患颅内感染性疾病的儿童,发热是颅内感染的一个临床表现,发热时间越长表示颅内感染时间越长,造成"热坏大脑"的可能性就越大。

2. 发热时的居家护理 儿童发热时,要保持房间的适当温度和湿度,有条件者可置于空调房间内,温度在27~28℃为宜;鼓励儿童多进食液体,多饮水多排尿,避免进食油腻食物或难消化的食物,供给适量的热量和蛋白质,以流质和半流质为主。根据情况适当运动。尤其是婴幼儿,不要总抱着,要让儿童适当活动。

3. 退热药剂型和用法 应根据儿童的年龄、疾病及病情,选择合适的给药途径、药物剂型和用药次数,以保证药效和尽量减少对病儿的不良影响。发热是机体的一种保护性反应,要允许机体适当发热。小儿对发热的耐受性较成人好,一般在高热时可使用对乙酰氨基酚和布洛芬,剂量不宜过大,可间隔4~6小时反复使用。

退热药的用法和剂型:①口服法:是最常用、简单易行的给药方法。幼儿用糖浆、水剂、冲剂等较合适,也可将药片捣碎后加糖水吞服。②缓释栓剂:小儿退热栓,成分为对乙酰氨基酚和布洛芬,在儿童口服退热药困难时方便采用。比口服法奏效快,但对小儿刺激大,故非病情必须不宜采用。③其他:注射法、雾化吸入等外用药法,目前逐渐被淘汰,临床应用在逐渐减少中。

推荐急性发热的退热处理措施如下:①≤3个月的婴幼儿发热,建议采用物理降温方法,不用退热剂。②>3个月的儿童常用退热剂为对乙酰氨基酚与布洛芬,体温≥38.5℃和(或)出现明显不适时,建议采用。③安乃近和尼美舒利因可致中性粒细胞数减少等,不推荐使用于儿童。④复方氨基比林没有被推荐使用。⑤反对使用地塞米松等糖皮质激素作为儿童退热剂。⑥中药虽然不是严格意义上的解热止痛药,但临床应用可起到清热解表作用,有助于机体抗感染和减轻患儿的症状。

4. 不宜盲目退热 盲目退热会挫伤防御能力,掩盖病情。发热时机体的各种免疫功能都被"激活",可以抑制病原体的生长、繁殖,有利于患儿恢复,同时,感染不同病原体后,表现出的发热的热度、热程、热型各不同,医生通过观察发热的变化,易于诊断疾病。因此,在未查明病因前急于用药物强行降温,不仅挫伤了机体的自然防御能力,也会掩盖病情延误治疗,同时还要承担退热药不良反应的风险。

儿童发热时,观察探讨高热的病因、病情及对患儿可能造成的影响,应该是儿科医生和家长共同努力的方向和目标。如果患儿是普通感冒,高热3~5天不用紧张。对于5岁以下的感冒患儿,如果高热超过3天,并且出现咳嗽,就要注意是不是转化为肺炎了。其他常见的导致高热时间超过3天的疾病有急性鼻窦炎、化脓性扁桃体炎、疱疹性咽炎、疱疹性咽峡炎、幼儿急疹、传染性单核细胞增多症等,在临床诊疗中要注意及时评估和判断,必要时给予抗生素治疗。

(二)感冒和"上火"

日常生活中,很多人把感冒说成"上火",其实就是上呼吸道感染所引起的咽痛、鼻塞、流涕等症状。春天里,家长带儿童就诊的一个主要原因是:如何判断儿童是否上火? 如果儿童上火了,该怎么办?

若儿童"上火"了,没有高热、精神差等病情严重的表现,家长可先给儿童适当多饮水、可应用一种清热解毒类中药来"清火",千万不要用2种以上同类药。若有病情严重的迹象,则须及时就医。

(三)百日咳的症状和护理

百日咳是由百日咳杆菌侵袭感染引起的急性呼吸道传染病,俗称鸡咳。百日咳患儿突出的症状是顽固而持续较久的咳嗽。百日咳杆菌从易感者的呼吸道侵入,经1~3周的潜伏期,一般7~10天后出现症状。新生儿及婴幼儿患病易发生窒息而危及生命。及早应用抗生素治疗,一般预后良好。

护理百日咳患儿应注意:当患儿咳嗽时,百日咳嗜血杆菌可随咳出的飞沫而传染给他人,因此,患儿必须隔离。再者,由于百日咳患儿咳嗽剧烈,所以父母在喂养患儿时,要特别小心,以免造成患儿窒息。同时,剧烈咳嗽使患儿消耗很大,因此,保证患儿充足的休息十分必要。

(四)如何预防水痘及其传染

水痘是一种传染性极强的儿童期出疹性疾病,通过接触或飞沫传染。易感儿接触水痘患儿后,几乎均可患病,感染后可获得持久的免疫力,但以后可以发生带状疱疹。冬春季多发。

预防水痘首要的措施是控制传染源,隔离病儿至皮疹全部结痂为止,对已接触的易感儿,应检疫3周;再者要保护易感者,国外已开始使用减毒活疫苗,接触水痘患儿后立即应用,其保护率可达85%~95%,并可持续10年以上;对正在使用大剂量糖皮质激素、免疫功能受损和恶性病患者以及孕妇,和接触患水痘母亲的新生儿,在接触水痘72小时内肌内注射水痘-带状疱疹免疫球蛋白125~625U/kg,可起到预防作用。

儿童得了水痘,要加强护理,供给足够水分和易消化的饮食;剪短患儿指甲、戴连指手套以防抓伤;勤换内衣,消毒水洗浴,减少继发感染;局部或全身使用止痒、镇静剂;及时就医,在医生指导下给予抗病毒药物。治疗越早越好,一般应在皮疹出现后48小时以内开始。继发细菌感染时给抗生素治疗。

(五) 过敏性鼻炎与感冒的区别与预防

过敏性鼻炎患儿多有鼻塞、流涕、喷嚏、干咳、咽部不适和咽痛等感冒的症状,易与感冒混淆。

感冒多于3~4天内随着病原体的清除而自然痊愈,而过敏性鼻炎多持续时间较长。过敏性鼻炎的病因是鼻腔黏膜的过敏反应,治疗和预防的措施是抗过敏和减少对鼻腔黏膜的刺激。

(六) 流行性感冒

流行性感冒简称流感,是由流感病毒引起的一种急性呼吸道传染病,具有传染性,可以引起暴发流行或大流行。病毒可通过飞沫、人与人之间的接触、被污染物品等传播。临床特点是急起高热、显著乏力,全身肌肉酸痛,而鼻塞、流涕、打喷嚏等呼吸道卡他症状相对较轻,冬春季节高发。流感是自限性疾病,无特效治疗,大多预后良好,但在婴幼儿、老年人和存在心肺基础疾病的患者容易出现肺炎等严重并发症而导致死亡。

流感其实就是感冒的一种,婴幼儿时期由于上呼吸道的解剖和免疫特点,患流感后容易出现并发症。特别是当患儿存在营养障碍性疾病,如维生素D缺乏性佝偻病、亚临床维生素A、锌或铁缺乏症等,或护理不当,气候改变和环境不良等不利因素,可导致病情反复或迁延。这也是流感袭来,要重点保护婴幼儿的原因。

1. 流感的临床表现

(1) 流感的潜伏期较短,一般1~2天。不同年龄、体质及病变部位的孩子,病情的缓急、轻重程度也不同。年长儿症状较轻,婴幼儿则较重。婴幼儿起病急,全身症状为主,局部症状较轻。多有发热,体温可高达39~40℃,热程2~3天至1周左右,起病1~2天可因高热引起惊厥。年长儿以局部症状为主,全身症状较轻,可仅轻度发热。

(2) 流感的局部症状有鼻塞、流涕、喷嚏、干咳、咽部不适和咽痛等,多于3~4天内自然痊愈。

(3) 流感的全身症状有发热、烦躁不安、头痛、全身不适、乏力等。部分患儿有食欲不振、呕吐、腹泻、腹痛等消化道症状。腹痛多为脐周阵发性疼痛,无压痛,可能为肠痉挛所致；如腹痛持续存在，多为并发急性肠系膜淋巴结炎。

（4）体格检查可见患儿咽部充血，扁桃体肿大。有时可见下颌和颈淋巴结肿大。肺部听诊一般正常。肠道病毒感染者可见不同形态的皮疹。

（5）流感的实验室检查：白细胞计数正常或偏低，中性粒细胞减少，淋巴细胞计数相对增高。病毒分离和血清学检查可明确病原，近年来免疫荧光、免疫酶及分子生物学技术可做出早期诊断。

2. 流感的诊断　通常根据流行病史、临床症状体征及实验室检查，综合考虑进行诊断。流感的表现与普通感冒十分相似，最初发生的病例不易诊断，卫生管理部门发布的流感流行情报对诊断最有帮助。

3. 流感的治疗

（1）流感是自限性病毒感染，无特效治疗，治疗的目的防止交叉感染和并发症。家长和孩子一起，保持乐观的态度、自信快乐的心情，对促进恢复很重要。

（2）主要的促进康复的措施是对症支持治疗，注意休息、保持良好的周围环境、多饮水和补充大量维生素C等。

（3）药物治疗，遵循的原则是能不用就不用，能口服不肌注，能肌注不静脉注射。口服中成药，有较好的效果。咽痛可含服咽喉片。

（4）高热体温大于38.5℃时，3个月以上的孩子可口服对乙酰氨基酚或布洛芬等解热止痛类药退热，多补水、增加散热、退热很重要。

（5）发生高热惊厥者可予以镇静、止惊、吸氧等处理。

六、夏秋季儿童发热抽搐与中毒型痢疾和乙型脑炎

儿童的发热伴随抽搐虽然紧急，但最常见的是高热惊厥，是发生在儿童特定年龄时期的、与中枢神经系统发育成熟度相关的一种良性疾病，大多数愈后良好。所以，在儿科门急诊，遇到家长抱着孩子大声呼救："孩子发热抽搐了，快救救！"很多儿科医生护士在紧急接诊患儿的同时，会同时安慰家长："别急，可能是高热惊厥，一会儿就好了！"但是，如果这种情况发生在夏秋季7、8、9这3个月内，有经验的儿科医生还要考虑两个若处理不及时愈后非常不好的疾病：中毒型细菌性痢疾和乙型脑炎！

处于生长发育期的儿童，机体的解剖结构、病理生理及免疫功能均与年龄密切相关，罹患疾病的种类及其临床表现也有明显的年龄差别，同时，也更易受季节的影响。儿科医生在临床诊疗过程中，要特别注意儿童发病的年龄和季节特点。中毒型细菌性痢疾和乙型脑炎是两个严重威胁儿童生命健康的疾病，发生在夏秋季的7、8、

9这3个月内。两者的共同特点是发病急、病死率高,如果漏诊或误诊,患病儿童得不到及时有效治疗,可能会造成非常严重的不良后果;如果及时正确诊疗,患病儿童可以获得良好的愈后。

(一)中毒型细菌性痢疾

1. 发病原因 中毒性细菌性痢疾是急性细菌性痢疾的危重型,致病菌为肠杆菌志贺菌属的痢疾杆菌,属于法定传染病,儿科医生临床诊断后需要按照传染病管理程序,进行传染病传报及相关处理。起病急骤,突然高热、反复惊厥、嗜睡、迅速发生休克、昏迷。本型多见于2~7岁健壮儿童,病死率高,必须积极抢救。发病机制可能和机体对细菌毒素产生异常强烈的过敏反应有关,临床表现为全身炎症反应综合征。

2. 临床表现 中毒性细菌性痢疾的潜伏期多数为1~2天,短者数小时。起病急,发展快,高热可>40℃(少数不高),迅速发生呼吸衰竭、休克或昏迷;肠道症状多不明显甚至无腹痛与腹泻;也有在发热、脓血便后2~3天始发展为中毒型。根据其主要表现又可分为四型:①休克型(皮肤内脏微循环障碍型);②脑型(脑微循环障碍型);③肺型(肺微循环障碍型);④混合型。

3. 中毒型细菌性痢疾的实验室检查

(1)大便常规和培养 病初可正常,以后出现脓血黏液便,镜检有成堆脓细胞、红细胞和吞噬细胞。大便培养可分离出志贺菌属痢疾杆菌。

(2)外周血象 白细胞总数多增高至$(10~20)\times10^9/L$以上。中性粒细胞为主,并可见核左移。当有DIC时,血小板明显减少。

(3)免疫学检测 目前已有应用荧光物质标记的痢疾杆菌特异性多价抗体来检测大便标本中的致病菌,方法各异,都较快速,但特异性有待进一步提高。

(4)特异性核酸检测 采用核酸杂交或PCR可直接检查粪便中的痢疾杆菌核酸,具有灵敏度高、特异性强、快速简便,对于标本要求较低等优点,是较有发展前途的方法。

4. 诊断与鉴别诊断 2~7岁健壮儿童,夏秋季节突起高热,伴反复惊厥、脑病和(或)休克表现者,均应考虑中毒型菌痢,可用肛拭子或灌肠取粪便镜检有大量脓细胞或红细胞可初步确诊。本病应注意与高热惊厥、流行性乙型脑炎等疾病相鉴别。

5. 治疗 中毒性细菌性痢疾病情凶险,必须及时抢救。

(1)降温止惊 可综合使用物理、药物降温或亚冬眠疗法。惊厥不止者,可用地西泮0.3mg/kg肌内注射或静脉注射(最大剂量≤10mg/次);或用水合氯醛40~60mg/kg保留灌肠;或肌内注射苯巴比妥钠每次5mg/kg。

（2）治疗循环衰竭　扩充血容量，纠正酸中毒，维持水与电解质平衡。改善微循环，在充分扩容的基础上应用东莨菪碱、酚妥拉明、多巴胺或阿拉明等血管活性药物改善微循环。

（3）防治脑水肿和呼吸衰竭　保持呼吸道通畅，给氧。首选20%甘露醇降颅压，每次剂量0.5~1g/kg静脉注射，每6~8小时一次，疗程3~5天，或与利尿剂交替使用，可短期静脉推注地塞米松，剂量同上。若出现呼吸衰竭应及早使用呼吸机。

（4）抗菌治疗　为迅速控制感染，通常选用两种痢疾杆菌敏感的抗生素静脉滴注。因近年来痢疾杆菌对氨苄青毒素、庆大毒素等耐药菌株日益增多，故可选用丁胺卡那霉素、头孢噻肟钠或头孢曲松钠等药物。

（二）流行性乙型脑炎

1. 发病原因　流行性乙型脑炎为B组虫媒病毒经蚊传播的急性中枢神经系统传染病，发生于夏、秋季，主要分布于亚洲和东南亚地区。属于法定传染病，儿科医生临床诊断后需要按照传染病管理程序，进行传染病传报及相关处理。临床上急起发病，出现不同程度的中枢神经系统病变症状，病后常留有轻重不等后遗症。自从我国广泛应用乙脑疫苗后，发病率明显下降。

2. 临床表现　潜伏期一般10~15天，可短至4天、长至21天。大多在感染后无症状或症状较轻，仅少数人出现中枢神经系统症状。典型的病程可分为下列三期。

（1）初热期　病程初3天，起病急，有发热、神萎、轻度嗜睡。儿童可诉有头痛，婴幼儿常有腹泻。体温一般39℃左右，持续不退。此期神经系统症状不明显。

（2）极期　病程3~10天。体温持续升高达40℃以上并持续不退直至极期结束。全身症状加重，出现明显的神经系统症状和体征，有惊厥及不同程度意识障碍，浅反射消失，深反射先亢进后消失，表现轻度不等的脑水肿，引起颅内压增高。大多数患者经3~10天极期病程后体温开始下降，病情逐渐好转，进入恢复期。

（3）恢复期　一切症状好转，昏迷患者经过短期的精神呆滞或淡漠而转清醒。神经系统病理体征逐渐改善而消失。重型患者需1~6个月时间逐渐恢复，但常伴有不同程度恢复期症状，如低热持续不退、神志呆痴、精神及行为异常、肢体强直性痉挛等。半年后上述症状不恢复者称为后遗症。乙脑患者中有5%~20%留有不同程度后遗症，主要表现为意识障碍、癫痫样发作、肢体瘫痪，严重者呈去大脑强直状态。

3. 实验室检查

（1）血象　外周血象白细胞总数一般为(10~30)×10⁹/L。在儿童有时可达40×10⁹/L。病初期，白细胞分类可见中性粒细胞高达80%以上，1~2天后，淋巴细胞占优势。部分患者血象始终正常。

（2）脑脊液　外观无色透明,偶呈微混浊,压力增高,白细胞计数增加,多数在$(0.05\sim0.5)\times10^9$/L,少数病例可达1×10^9/L以上。极少数患者脑脊液细胞在正常范围。白细胞计数的高低与预后无关。在最初2天内,分类计数中以中性粒细胞占优势,以后则淋巴细胞增多,蛋白质轻度增加或在正常范围内,糖类正常或略高,氯化物正常。脑脊液变10~14天恢复正常,个别需1个月。

（3）免疫血清学检查　检测乙脑病毒抗体。由于正常人群可存在乙脑病毒抗体,故应取早期和恢复期双份血清测定,抗体效价4倍才有诊断意义。

4.诊断与鉴别诊断　在乙脑流行季节可根据流行病学资料、在初热期以后出现神经系统症状的临床表现及脑脊液变化等而作出临床诊断,再进一步依赖实验室血清学检查而确诊。本病须与中毒型菌痢和高热惊厥等疾病进行鉴别诊断。

5.流行性乙型脑炎的治疗　乙脑患者初期症状不重,极期可出现严重中枢神经系统症状。患儿住院后应密切注意病情发展,予以及时处理。

（1）一般治疗　注意给患儿足量营养及水分。高热伴惊厥者易失水,应给予静脉补液,但不宜过多,以防水肿加重。一般每日50~80ml/kg,根据呕吐及进食情况而异。昏迷者用鼻饲,注意口腔卫生,勤翻身,防止发生肺炎和褥疮。

（2）对症治疗　采用综合性降温措施,注射退热剂及用物理降温,保持体温在38℃(肛温38.5℃)以下。发生惊厥立即给镇静解痉剂,如地西泮(安定)、苯巴比妥等。脑水肿使惊厥难以控制,故应同时用20%甘露醇,必要时用肾上腺皮质激素、50%高渗葡萄糖或呋塞米(速尿)。昏迷患儿保持呼吸道通畅,呼吸道分泌物多者及时吸引作雾化吸入。如自主呼吸停止,立即作气管插管,用机械呼吸。出现继发感染可酌情选用抗菌药物。肾上腺皮质激素不作常规应用,必要时短期用1~3天抗炎、退热及减少脑水肿。

（3）恢复期病态及后遗症治疗　此期需加强营养,避免继发感染。根据病态症状作智力、吞咽及肢体功能锻炼,可采用针剂、理疗推拿等。新针及穴位注射维生素B_1、维生素B_{12}及乙酰谷氨酰胺等均有一定辅助作用。

6.预防　预防乙脑的关键是灭蚊、人群免疫及动物宿主管理。

（1）灭蚊为预防乙脑的主要措施:要消灭蚊虫孳生地,如除杂草及积水、喷药灭蚊等。除杀灭成蚊外,还要杀灭孑孓及虫卵。个人用蚊帐,搽防蚊剂以及蚊香驱蚊。

（2）人群免疫:预防接种是保护人群的有效措施,保护率为60%~90%。在蚊季前1个月接种,初次皮下注射2次,间隔7~10天,第2年加强1次,连续3次加强后可获持久免疫力。

（3）动物宿主的管理　猪是乙脑主要中间宿主,农村及饲养场要做好猪的环境卫生。管理其他家禽也很重要。

七、秋季腹泻的临床特征及治疗

每年的9月份到次年的1月份,是秋季腹泻的流行季节,其中10~12月是流行的高峰期。

秋季腹泻一般发生于6个月~3岁的婴幼儿,一般无特效药治疗,多数患儿在1周左右会自然止泻。在很多缺医少药的贫穷地区,不用药物治疗,只是靠口服补液,绝大多数的患儿也能痊愈。营养不良、佝偻病、贫血和体弱多病的婴幼儿更容易患病,而且病情严重、病程较长。腹泻次数较多的患儿,还会出现不同程度的脱水、酸中毒及电解质紊乱,严重者甚至危及生命,因此不可小觑。为什么小儿易在秋季发生腹泻? 秋季腹泻的治疗要点是什么?

（一）秋季腹泻的临床特点

1. 起病急　初期常伴有感冒症状,如咳嗽、鼻塞、流涕,部分患儿伴发热,一般为低热,少有高热。

2. 大便次数增多　每天10次左右,大便呈白色、黄色或绿色蛋花汤样,带少许黏液或脓血,无腥臭味。

3. 半数患儿会出现呕吐　呕吐症状多数发生在病程的初期,一般不超过3天。

4. 腹泻重者可出现脱水症状　如口渴明显,尿量减少,烦躁不安。

5. 病程有自限性　病程一般5~7天,营养不良、佝偻病和体弱多病者,腹泻的时间可能较长。

总体来说,秋季腹泻的主要特征为先吐后泻,伴发热,大便呈水样或蛋花汤样,病程有自限性。

（二）秋季腹泻的临床治疗

1. 秋季腹泻的治疗原则　①预防脱水。②纠正脱水。③继续饮食。④合理用药。根据以上原则,病情轻,无明显脱水的患儿在家庭治疗,可采取以下措施。

2. 饮食疗法　一般情况不能禁食,相反,要鼓励孩子多进食,可少量多餐。以流质和半流质为主,也就是以奶、米汤、粥为主。在一些特殊情况下需要禁食,但一般不能时间太长,要在医生指导下,同时需要补液。轻症减少奶量,代以米汤、糖盐水等;

重症应禁食8~24小时,并静脉补液。

饮食疗法的原则为:①继续饮食,满足生理需要,补充疾病消耗,以缩短腹泻后的康复时间,应根据疾病的特殊病理生理状况、个体消化吸收功能和平时的饮食习惯进行合理调整。②母乳喂养的婴儿继续哺乳,暂停辅食;人工喂养儿可喂以等量米汤或稀释的牛奶或其他代乳品,由米汤、粥、面条等逐渐过渡到正常饮食。有严重呕吐者可暂时禁食4~6小时(不禁水),待好转后继续喂食,由少到多,由稀到稠。③病毒性肠炎多有继发性双糖酶(主要是乳糖酶)缺乏,对疑似病例可暂停乳类喂养,改为豆制代乳品,或发酵奶,或去乳糖配方奶粉以减轻腹泻,缩短病程。④腹泻停止后逐渐恢复营养丰富的饮食,并每天加餐一次,共2周。

3. 液体疗法

(1)饮食调整少量多餐,多喂食汤水类很重要;饮食调整喂养好,可减少静脉补液率。

(2)口服补液 口服补液盐(ORS)可用于腹泻时预防脱水及纠正轻、中度脱水。轻度脱水口服液量50~80ml/kg,中度脱水80~100ml/kg,于8~12小时内将累积损失量补足。脱水纠正后,可将ORS用等量水稀释按病情需要随意口服。新生儿和有明显呕吐、腹胀、休克、心肾功能不全等患儿不宜采用口服补液。

(3)静脉补液 适用于中度以上脱水、吐泻严重或腹胀的患儿。输用溶液的成分、量和滴注持续时间必须根据不同的脱水程度和性质决定,同时要注意个体化,结合年龄、营养状况、自身调节功能而灵活掌握。

(4)控制感染 病毒感染,无特效抗病毒药。

(5)对症治疗 可应用碳酸铋或鞣酸蛋白来止泻,胃蛋白酶复方制剂来助消化,蒙脱石散可用以保护消化道黏膜兼止泻。菌群失调者,选择微生态制剂。

(三)秋季腹泻的注意事项

1. 防止盲目止泻 对于秋季腹泻的患儿盲目止泻并无益处,尤其是在病初,反而可能加重病情,甚至导致并发症的发生。病毒性肠炎或细菌性肠炎的急性期,腹泻能起到"排毒、减压"的自我保护作用,盲目止泻则可能打破机体的代偿而使肠道内的"毒素"无法排出,从而导致病情加重及并发症的发生。比如,对有些食物中毒的孩子,临床还要主动给予催吐、导泻治疗,以便排出毒物。那么同理,我们也没有必要去反其道而行之。

待发热、呕吐好转后,才可酌情止泻。另外,要注意有些止泻药的安全应用,如<5岁禁用易蒙停,<2岁禁用止泻宁。

2. 注意鉴别诊断 临床常见发病年龄、季节、临床表现与秋季腹泻难以区分，但行血常规、粪常规后却发现为明确的细菌性肠炎，也有细菌性痢疾早期表现与秋季腹泻完全相同的患儿。所以，不要在这个季节一见到呕吐、腹泻稀水便就想当然地认为是"秋季腹泻"，因此，要重视必要的检验，尤其是最起码的血常规和粪常规。

3. 注意防脱水，同时保留大便化验 家长要注意观察腹泻患儿具体情况，如神志、精神状态、面色、四肢温度、脉搏等变化；注意有无脱水现象，以及脱水是否改善或加重；观察孩子的大小便次数、量和性状，并认真做好记录。同时别忘记保留一些新鲜大便及时送医院化验，为疾病治疗提供可靠依据。

（四）饮食治疗是重要疗法

1. 防止盲目禁食 腹泻时一定要继续进食，不能靠输液、吃补药和营养品来代替吃饭。只有这样，才能改善患儿的营养状况，加快腹泻的康复。那么，腹泻期间应该吃什么样的饭菜，才能既不加重腹泻，又能防治营养不良呢？这是目前国内外专家研究的重要课题。

2. 饮食疗法 引起小儿腹泻的因素很多，腹泻时进食和吸收减少，而肠黏膜损伤的恢复，发热时代谢旺盛，侵袭性肠炎丢失蛋白等因素，都使得营养需要量增加，如限制饮食过严或禁食过久常造成营养不良，并发酸中毒，以致病情迁延不愈影响生长发育。所以，小儿腹泻饮食调理很重要，特别是对于病程超过2周的迁延性和慢性腹泻患儿。原则上要求饮食容易消化，营养丰富，高热量，高蛋白质，油和乳糖不能太多，但也不要吃无油无乳糖饮食。白糖浓度不能太高，有一点甜味即可。一般水果（香蕉等容易滑肠的除外）也可以吃，但要新鲜干净，不要吃冰冻的。

现在国内有的医院已研制出适于腹泻儿童服用的奶制品，营养成分全面，防治腹泻和营养不良效果较好。在家中治疗的患儿，可吃稀饭、鸡蛋面条。有条件者，加入肉汤，将牛肉、鸡肉切碎，文火煮1~2小时，去渣冷却后，撇去上层油。必要时，可喝新鲜果汁如西瓜汁等。

3. 口服补液盐的家庭制作法 对于轻度脱水或呕吐不重者，可在家中治疗，最重要的摄入足够的液体以防治脱水。防治脱水的办法有3种：①米汤加盐，500ml米汤加1.75g食盐（即啤酒瓶盖半瓶盖）。2岁以下者每天喝1瓶，2岁以上者每天2~4瓶。到底喝多少合适，主要看小便量与正常一样多即可。②盐糖水，白开水500ml，加白糖或葡萄糖10g，再加细盐1.75g。③口服补液盐各大药店均可买到，按规定配水后服用。

（五）秋季腹泻的健康教育

（1）一旦被确诊为秋季腹泻后，家长应尽量减少带孩子外出，要保持室内空气新鲜、空气流通。除按医生建议进行补水及调整饮食治疗外，家长的科学护理有助于小儿疾病的康复。

（2）居家隔离消毒，孩子用过的所有物品，包括尿布、衣被、玩具、图书等都应进行彻底清洗、消毒。

（3）家长护理孩子前后，都要认真洗手，防止交叉感染。

（4）注意患儿腹部保暖。秋季气候渐渐转凉，患儿由于受病毒侵犯，其肠蠕动本已增快，如腹部再受凉则肠蠕动更快，将加重腹泻。父母可适当地用热水袋对患儿腹部进行热敷，也可帮患儿轻揉肚子，以缓解其疼痛。

（5）保护好患儿的臀部。因便次增多，肛门周围的皮肤及黏膜必定有损伤，患儿便后要用细软的纱布蘸水轻洗，再涂些油脂类的药膏，婴儿要及时更换尿布，避免粪便尿液浸渍的尿布与皮肤摩擦而发生破溃。

八、儿童发热出疹性传染病与手足口病和猩红热

发热伴随出疹最先考虑的疾病应该是手足口病和猩红热这两个目前常见的传染性疾病。

（一）手足口病

手足口病（HFMD）是由肠道病毒引起的法定丙类传染病，多发生于5岁以下的婴幼儿和学龄前儿童，主要的临床表现为发热和手、足、口腔等部位的皮疹、溃疡，个别患儿可引起心肌炎、肺水肿、无菌性脑膜脑炎等并发症。少数重症患儿病情发展快，导致死亡。目前缺乏有效治疗药物，临床主要为对症治疗。

导致手足口病的肠道病毒有20多种（型），以柯萨奇病毒A16型和肠道病毒71型最为常见，肠道病毒71型容易出现重症病例。手足口病的传染源是患儿和隐性感染者，流行期间患者是主要传染源。

手足口病的潜伏期多为2~10天，平均3~5天。患儿在发病1~2周内自咽部排出病毒，3~5周从粪便中排出病毒，疱疹液中含大量病毒，破溃时病毒即溢出。带毒者和轻型散发病例是流行间歇和流行期的主要传染源。手足口病分布极广泛，无严格地区性。四季均可发病，以夏秋季多见，冬季发病较为少见。本病常呈暴发流行后散

在发生,该病流行期间托幼机构易发生集体感染,家庭也有此类发病集聚现象。医院门诊的交叉感染和口腔器械消毒不严格,也可造成传播。

1. 临床表现

(1)普通病例的临床表现　此型多见,急性起病,发热、口痛、厌食、口腔黏膜出现散在疱疹或溃疡,位于舌、颊黏膜及硬额等处为多,也可波及软腭,牙龈、扁桃体和咽部。手、足、臀部、臂部、腿部出现斑丘疹,后转为疱疹,疱疹周围可有炎性红晕,疱内液体较少。手足部较多,掌背面均有。皮疹数少则几个,多则几十个。消退后不留痕迹,无色素沉着。部分病例仅表现为皮疹或疱疹性咽峡炎。多在一周内痊愈,预后良好。部分病例皮疹表现不典型,如单一部位或仅表现为斑丘疹。

(2)重症病例的临床表现　此型少见,但病情凶险,需要高度重视,大多发生在3岁以下的婴幼儿。少数病例病情进展迅速,在发病1~5天出现脑膜炎、脑炎、脑干脑炎、脑脊髓炎、肺水肿、循环障碍等,极少数病例病情危重可致死亡,存活病例可留有后遗症。儿科医生和家长需注意以下临床表现:

1)神经系统表现　并发中枢神经系统疾病时表现　精神差、嗜睡、易惊、头痛、呕吐、谵妄甚至昏迷;肢体抖动,肌阵挛、眼球震颤、共济失调、眼球运动障碍;无力或急性弛缓性麻痹;惊厥。查体可见脑膜刺激征,腱反射减弱或消失,巴氏征阳性。合并有中枢神经系统症状,以2岁以内患儿多见。

2)呼吸系统表现　并发肺水肿表现　呼吸浅促、呼吸困难或节律改变,口唇发绀,咳嗽,咳白色、粉红色或血性泡沫样痰液;肺部可闻及湿啰音或痰鸣音。

3)循环系统表现　并发心肌炎表现　面色苍灰、皮肤花纹、四肢发凉,指(趾)发绀;出冷汗;毛细血管再充盈时间延长。心率增快或减慢,脉搏浅速或减弱甚至消失;血压升高或下降。

2. 化验检查　常规检查末梢血白细胞数减低或正常,尿、便一般无异常。可将咽拭子或粪便标本送至实验室检测病毒,但病毒检测需要2~4周才能出结果。快速检测肠道病毒71型病毒抗体可用于重型病例的初筛实验。

3. 诊断和鉴别诊断　根据临床症状及体征,在大规模流行时,尤其是口腔、手足部位的典型皮疹分布特点,诊断不困难。

散在发生时,须与疱疹性咽颊炎、风疹等鉴别。①单纯疱疹性口炎:四季均可发病,由单纯疱疹病毒引起,以散发病例为主。口腔黏膜出现疱疹及溃疡。但没有手、足部疱疹。②疱疹性咽颊炎:主要由柯萨奇病毒引起,患儿发热、咽痛,口腔黏膜出现散在灰白色疱疹,周围有红,疱疹破溃形成溃疡。病变在口腔后部;如扁桃体前部、软腭、悬雍垂,很少累及颊黏膜、舌、龈。不典型的患儿须做病原学及血清检查。

4. 手足口病的治疗

（1）一般治疗　主要为对症支持治疗：①首先隔离患儿，接触者应注意消毒隔离，避免交叉感染。②对症治疗，做好口腔护理。③衣服、被褥要清洁，衣着要舒适、柔软，经常更换。④剪短宝宝的指甲，必要时包裹宝宝双手，防止抓破皮疹。⑤臀部有皮疹的宝宝，应随时清理其大小便，保持臀部清洁干燥。⑥可服用抗病毒药物及清热解毒中草药，补充B族维生素和维生素C等。

（2）并发症的治疗　主要是针对重症患儿：①密切监测病情变化，尤其是脑、肺、心等重要脏器功能；危重病人特别注意监测血压、血气分析、血糖及胸片。②注意维持水、电解质、酸碱平衡及对重要脏器的保护。③有颅内压增高者给予相应处理。④出现低氧血症、呼吸困难等呼吸衰竭征象者，宜及早进行机械通气治疗。⑤维持血压稳定。⑥其他重症处理：如出现DIC、肺水肿、心力衰竭等，应给予相应处理。

5. 预防

（1）肠道病毒71型手足口病疫苗是中国领先研发的创新型疫苗，该疫苗用于预防肠道病毒71感染所致的手足口病，是目前唯一可用于预防手足口病的疫苗。

（2）饭前便后、外出后要用肥皂或洗手液等给儿童洗手，不要让儿童喝生水、吃生冷食物，避免接触患病儿童。

（3）看护人接触儿童前、替幼童更换尿布、处理粪便后均要洗手，并妥善处理污物。

（4）婴幼儿使用的奶瓶、奶嘴使用前后应充分清洗。

（5）本病流行期间不宜带儿童到人群聚集、空气流通差的公共场所，注意保持家庭环境卫生，居室要经常通风，勤晒衣被。

（6）儿童出现相关症状要及时到医疗机构就诊。患儿不要接触其他儿童，父母要及时对患儿的衣物进行晾晒或消毒，对患儿粪便及时进行消毒处理；轻症患儿不必住院，宜居家治疗、休息，以减少交叉感染。

（7）每日对玩具、个人卫生用具、餐具等物品进行清洗消毒。尽量在家口服药物治疗，避免在医院内打针输液。

（8）托幼单位每日进行晨检，发现可疑患儿时，采取及时送诊、居家休息的措施；对患儿所用的物品要立即进行消毒处理。

（9）患儿增多时，要及时向卫生和教育部门报告。根据疫情控制需要当地教育和卫生部门可决定采取托幼机构或小学放假措施。

（二）猩红热

猩红热又称"烂喉痧"，为A组溶血性链球菌感染引起的急性呼吸道丙类传染病，临床特征为发热、咽峡炎、全身弥漫性鲜红色皮疹和疹退后明显的脱屑。少数患儿病后由于变态反应而出现心、肾、关节的损害。本病一年四季都有发生，尤以冬春之季发病为多。患者和带菌者是主要传染源，经由空气飞沫传播，也可经由皮肤伤口或产道感染。人群普遍易感，但发病多见于小儿，尤以5~15岁居多。

1. 临床表现

（1）前驱期

潜伏期大多数为2~5天，也有少至1日、多至7日者。大多数患儿骤起畏寒、发热，重者体温可升到39~40℃，伴头痛、咽痛、杨梅舌、食欲减退，全身不适，恶心呕吐，婴儿可有谵妄和惊厥。咽部红肿、扁桃体上可见点状或片状分泌物，软腭充血水肿，并可有米粒大的红色斑疹或出血点，即黏膜内疹，可先于皮疹而出现。

（2）出疹期

1）猩红热的皮疹多数自起病第1~2天出现，偶有迟至第5天出疹，是最重要的症状之一。从耳后、颈底及上胸部开始，1日内即蔓延及胸、背、上肢，最后及于下肢，少数需经数天才蔓延及全身。

2）典型的皮疹为在全身皮肤充血发红的基础上散布着针帽大小、密集而均匀的点状充血性红疹，手压全部消退，去压后复现，偶呈"鸡皮样"丘疹，中毒症状重者可有出血性皮疹，患儿常感瘙痒。在皮肤皱褶处如腋窝、肘窝、腹股沟部可见皮疹密集呈线状，称为"帕氏线"。面部充血潮红，可有少量点疹，口鼻周围相形之下显得苍白，称"口周苍白圈"。

3）起病初期，舌体有白苔、舌乳头红肿，突出于白苔之上，以舌尖及边缘处为显著。2~3天后白苔开始脱落，舌面光滑呈肉红色，并可有浅表破裂，乳头仍突起，称"杨梅舌"。

4）皮疹一般在48小时内达到高峰，2~4天可完全消失。重症者可持续5~7天甚至更久。颌下及颈部淋巴结可肿大，有压痛，一般为非化脓性。出疹时体温更高，皮疹遍布全身时，体温逐渐下降，中毒症状消失，皮疹隐退。

（3）恢复期　猩红热皮疹消退后1周内开始脱皮，脱皮持续2~4周，不留色素沉着。脱皮部位的先后顺序与出疹的顺序一致。躯干多为糠状脱皮，手掌与足底皮厚处多见大片膜状脱皮，甲端锨裂样脱皮是典型表现。

2. 分类

（1）普通型　在疾病流行期间95%以上的患儿属于此型。主要临床表现有咽峡炎和典型的皮疹及一般中毒症状，颌下淋巴结肿大，病程1周左右。

（2）轻型　表现为低热或不发热，全身症状轻，咽部轻度充血，皮疹少、色淡、不典型，可有少量片状脱皮，整个病程2~3天，易被漏诊，近年来多见。

（3）中毒型　全身中毒症状明显，高热、剧吐、头痛、皮疹可呈片状或出血性淤斑，甚至神志不清，可有中毒性心肌炎及周围循环衰竭、化脓性脑膜炎、中毒性休克、败血症等。此型病死率高，目前很少见。

（4）脓毒型　咽颊局部黏膜坏死形成溃疡，有脓性假膜。可引起各种化脓性并发症和败血症，如化脓性中耳炎、鼻窦炎、乳突炎、颈淋巴结炎等，已罕见。

3. 化验检查

（1）周围血象　白细胞总数和中性粒细胞比例均升高，白细胞计数可达$(10~20)×10^9$/L，中性粒细胞可达0.8以上，胞浆中可见中毒颗粒，有化脓性并发症者更高。出疹后血象中嗜酸性粒细胞增多，可占5%~10%。

（2）病原学检查　咽试子或其他病灶分泌物培养可有溶血性链球菌生长。用免疫荧光法检查咽拭子涂片可进行快速诊断。

4. 诊断　具有猩红热特征性临床表现；周围血象白细胞计数增高，中性粒细胞占80%以上；咽试子、脓液培养可获得A组链球菌；有与猩红热或咽峡炎患者接触史等，可诊断该病。需与其他一般急性咽峡炎和麻疹、风疹、药疹等发疹性疾病相鉴别。

5. 治疗

（1）隔离患儿　患儿需隔离6天以上，直至咽试子培养3次阴性，且无并发症时，可解除隔离。对咽试子培养持续阳性者应延长隔离期。

（2）一般治疗　急性期应卧床休息。吃稀软、清淡食物，多喝水。保持口腔及皮肤清洁卫生，预防继发感染，年长儿可用生理盐水漱口。

（3）抗生素疗法　青霉素是治疗猩红热和一切链球菌感染的常选药物，早期应用可缩短病程、减少并发症，病情严重者可增加剂量。为彻底消除病原菌、减少并发症，疗程至少10天。对青霉素过敏者可用红霉素或头孢菌素。严重时也可静脉给药，疗程7~10天。

（4）对症治疗　高热可用较小剂量退热剂，或用物理降温等方法。若发生感染中毒性休克，应积极补充血容量，纠正酸中毒。对并发的中耳炎、鼻窦炎、肾炎、心肌炎等并发症，给予积极治疗。

6. 预防

（1）隔离治疗　猩红热流行期间，对可疑猩红热、急性咽炎和扁桃体炎患者，均应隔离治疗；对于带菌者可用常规治疗剂量的青霉素治疗，直至培养转阴，以控制传染源。

（2）密切接触者的观察检疫　对与猩红热患者密切接触者，应严密观察，检疫7~12日，有条件可做咽拭培养，或预防性给予青霉素。

（3）减少传播机会　疾病流行期间，应避免到拥挤的公共场所，尤其是儿童。

九、儿童肺炎支原体肺炎的临床诊疗

支原体（MP）是一类界于病毒和细菌之间的没有细胞壁的原核微生物，肺炎支原体是儿童呼吸道感染的重要病原体之一。孩子在3岁以前，肺部的通换气功能以及免疫系统功能发育并不成熟，呼吸系统容易感染患上肺炎，而如果造成感染的病原体是支原体，那么孩子得的病就是儿童支原体肺炎。该病病程较长，且会引发肺实变等并发症，出现症状，应尽快确诊。

（一）儿科临床纪实：8岁男孩20天的诊疗经历

本病例以诊疗过程中医患对话的形式展现，将科学、有效、实用的儿童肺炎支原体肺炎的临床诊疗思维展现出。

家长：医生您好！我儿子8岁了，已发热10天、输液7天了，但病情仍无好转，请您给好好看看！我把之前的诊疗经过描述一下：5天前胸部X线片未见明显活动性病变，血液检查CRP 56.4 mg/L，白细胞总数10.10×10⁹/L，心肝肾功能无异常。医生诊断为"细菌性感染"。

输液的具体情况为：第1天输注的药物为喜炎平、头孢菌素，第2、3、4天输注的药物为喜炎平、头孢菌素、阿奇霉素，第5、6、7天输注的药物为青霉素、磺苄西林钠。今天孩子咳嗽不严重，但发热越来越重，您看该怎么办呢？

儿科医生：我听明白孩子的问题了，也看了之前的诊疗记录，我先给孩子做下体格检查。体检后发现孩子咽部充血明显，但无溃破、化脓等表现。双肺呼吸音粗糙，有少量痰鸣音。尽管听不到湿啰音，但孩子吸气呼气均有点疲惫用力，且用力后咳嗽明显。所以，孩子可以明确的是呼吸道感染，尽管5天前胸片无异常，目前也可能感染向下呼吸道侵袭了。考虑到多次拍X线片可能对孩子有不良影响，今天就不拍了，先查个外周末梢血象，我看看炎性指标的变化再决定。

家长：血象检查结果出来了。可是您看,我儿子的血象和5天前比较没啥变化呀,这可怎么办?

儿科医生：孩子发热已10天,输液7天,但无好转,建议换个方案,今天只输注1瓶阿奇霉素好吗?

家长：这样恐怕不行吧,之前每天输注三四瓶药还控制不住,输1瓶会有效吗?

儿科医生：因为综合孩子的临床资料,我考虑孩子可能是肺炎支原体感染,这个病原体比较容易导致肺炎,孩子发热10天无好转,咳嗽加重,炎症指标无好转,很可能得肺炎了,肺炎支原体性肺炎的肺部体征不典型,大多需要拍胸片确诊;但孩子近期已拍过胸片,为了减少对孩子的辐射,就先输1次阿奇霉素看看疗效,也能帮助诊断。当然,确定肺炎感染还需抽静脉血查病原体。但考虑到孩子很虚弱,抽了静脉血查肺炎也需3天出结果,先输注1瓶阿奇霉素看看疗效吧。

家长：好吧,听您的。

儿科医生：除了输液外,也要加强孩子的生活护理,口服些清热解毒药。注意不要滥用退热药,建议物理降温,若体温＞38.5℃,就用退热药。

家长：(3天后)医生您好,孩子病情已控制住,今天没发热,而且食欲也不错,感觉好多了,今天我们想再输1次液巩固下。如果明天还不发热,还需要再输1次液吗?

儿科医生：因为孩子发热时间长,炎性指标也高,且还没有排除肺炎支原体感染,今天还要抽血查肺炎支原体,同时复查炎性指标。阿奇霉素先用着,待检查结果出来再决定下一步治疗。

家长：(3天后)医生您好,化验结果出来了,请您看看。孩子的体温这3天处于36~36.8℃,有时还35.9℃。今天是否还需要输液? 吃药行吗? 我们担心输液过多有不良反应。

儿科医生：化验单显示的结果正如我推测的,孩子是肺炎支原体感染,很庆幸提前给孩子用上了针对性的药物阿奇霉素。关于治疗,我听听孩子的肺部再决定。孩子肺部听诊无明显异常,分泌物不多,那就不用拍胸片了,今天可以再口服1天阿奇霉素。间歇2天,再口服2周,每周口服4天,这是必需的抗肺炎支原体感染的2周巩固治疗。在家注意休息、饮食得当,出现不适及时复诊。

家长：好的,我们听您的。这半个月我们一家三口天天都要去医院,这下好了,明天终于可以不来医院了。

家长：(20天后)医生您好,很感谢20天前您治好了孩子的病。前天孩子着凉导致感冒发热到38.7℃,吃了点简单的感冒药很快就好了,现在体温是37.2℃。今天我们来就诊的主要目的是担心孩子抵抗力差,为何老生病?

儿科医生：孩子看起来恢复得不错，感冒是常见病，不用过于焦虑，日常生活多加注意即可。

（二）诊断要点

儿童肺炎支原体肺炎是肺炎的一种，诊断依据的是患儿的病史、临床表现和辅助检查，还需结合肺炎支原体的流行病学情况，才能做出正确、全面的诊断。诊断要点如下。

（1）典型的肺炎支原体肺炎，大多持续剧烈咳嗽，X线所见远较体征为显著。如在年长儿中同时发生数例，可疑为流行病例，可早期确诊。

（2）要警惕以发热表现为主的患儿，这类患儿若治疗不及时，可伴发多系统、多器官损害，呼吸道外病变可涉及皮肤黏膜，表现为麻疹样或猩红热样皮疹等。偶见非特异性肌痛及游走性关节痛；可见吐、泻和肝功能损害；血液系统方面较常见溶血性贫血；也可见到多发性神经根炎、脑膜脑炎及小脑损伤等患儿；心血管病变偶有心肌炎及心包炎。

（3）白细胞数大多正常或稍增高，血沉多增快，Coombs试验阳性。

（4）青霉素、链霉素及磺胺药治疗无效。

（5）血清冷凝集素（属IgM型）大多滴度上升至1∶32或更高，阳性率50%~75%，病情愈重阳性率愈高。

（6）血清特异性抗体测定有诊断价值，也可用酶联免疫吸附试验检测抗原。应用DNA探针及PCR检测MP-DNA，诊断有快速、特异性高等优点。

（7）用患儿痰液或咽拭子洗液培养肺炎支原体需时太久，常要2~3周，因此对临床帮助不大。

（8）体征轻微而胸片阴影显著，是本病的特征之一。肺炎支原体肺炎临床上常有2个不一致：①咳嗽重而肺部体征轻微；②肺部体征轻微而胸片阴影显著。因此，对于肺炎支原体肺炎的诊断来说，X线胸片检查很重要。

（三）治疗原则

（1）儿童肺炎支原体肺炎的治疗与一般肺炎的治疗原则基本相同，要采取综合治疗措施。包括一般治疗、对症治疗、抗感染治疗、糖皮质激素的应用，以及肺外并发症的治疗等几个方面。

（2）对于抗感染治疗，鉴于支原体细胞内寄生的生物学特性，疗程一般主张不少于2~3周，通常是3~6周，也有疗程更长的，停药过早易于复发。轻者分次口服治疗即可,重症可考虑静脉给药。一般的原则是,临床治愈后再口服抗生素巩固治疗2周。

(四)抗感染治疗及注意事项

1. 红霉素和阿奇霉素 最常用,这是目前治疗肺炎支原体肺炎较有效的抗生素。

任何抗生素长期应用都存在耐药的问题,当患儿对红霉素或者阿奇霉素耐药的时候,常替换为克林霉素或林可霉素。红霉素和阿奇霉素不良反应比较小,常见的是服用后出现胃肠道不适。但由于药物可能损害肝脏,因此用药1周时需要检测患儿的肝功能。对于病情较重,支原体已经对肝脏造成损伤的患儿,就不适用红霉素和阿奇霉素了。另外,如果发现患儿恶心、呕吐、不想进食,或者影像学检查发现肝脏变大,这些也是肝损伤严重的临床表现,选药就更要非常小心。

2. 抗生素治疗时间 至少需要2周。在最初的2周患儿大多需要使用阿奇霉素输液治疗,一般2周内病情可以得到控制。仍咳嗽的患儿需要再口服阿奇霉素2周巩固治疗效果。病情严重者,可以在抗生素治疗的基础上适当加用糖皮质激素,减轻炎性反应给患儿带来的痛苦。一般激素用药时间不要太长(3~5天),高热退后就可以停用激素。

(五)病情评估

1. 肺炎支原体抗体IgM指标不是评判疾病治愈的依据 临床工作中,常见到很多家长甚至部分医生因患儿后期肺炎支原体抗体(MP-IgM)滴度下降缓慢而纠结。其实,MP-IgM滴度是确诊肺炎支原体肺炎的重要指标,但不用于评判疾病是否治愈。

抗体就像是人体免疫系统产生的针对某一类病原体的军队,用于对抗病原体。当病原体被消除,士兵就会逐渐解散,但不会迅速消失。所以说,IgM抗体滴度的高低,跟疾病的严重程度有一定相关性,但不完全同步,临床上评估肺炎支原体肺炎是否治愈,并不依据这个指标。多数情况下,MP-IgM于病原体完全清除2周以后才会正常,有时会在病情治愈后再持续阳性3~6个月。因此,该指标过高时不必过于纠结,但可以作为观察评估支原体停止复制的依据。

2. 临床表现是评判疾病好转的重要依据 复诊发现患儿体温正常,没有呼吸困难;听诊时肺部没有太多湿啰音,并且没有喘息声,就可以认为是疾病基本治好了。但是患儿的呼吸系统中可能会有一定的支原体病原体遗留,这部分遗留者会刺激呼吸道导致咳嗽;另外,呼吸道黏膜在修复过程中,腺体分泌会比正常情况下多一点,加上遗留支原体的刺激作用,患儿嗓子里还是会有痰排出。只要咳嗽、排痰不影响患儿的正常生活,体温、炎症指标正常,就可以停止治疗,等待症状逐渐康复即可。

3. 支原体肺炎症状特殊,需做多种检查确诊 患儿会出现鼻塞、发热、咳嗽等症状,与一般的肺炎相似,但是医生在听诊的时候,会发现一些不同于普通肺炎的症状,比如听不到肺部的水泡音,仅仅是呼吸较快。另外,支原体肺炎病程发展较慢,一般会发热5天以上,并且咳嗽的时间也会长一些。同时,由于支原体与细菌的细胞结构不同,所以使用青霉素、头孢等药物治疗,效果都不好。

符合以上情况,需要高度怀疑是支原体肺炎。但想要明确诊断,除了必要的听诊以及体征检查外,还要检测支原体的抗体滴度和拍胸片。

4. 血常规检测可以作为诊断参考 诊断感染性疾病常需做血常规检验,但支原体是介于病毒和细菌之间的一种微生物,检查结果并不确定,仅作为参考。

细菌性肺炎做血常规检查,结果会表现为白细胞、C反应蛋白等炎症指标增高;病毒性肺炎表现为淋巴细胞增高,但白细胞和C反应蛋白增高并不明显;支原体肺炎检查结果介于两者之间,即C反应蛋白或淋巴细胞都可能升高。如果拿到这种不确定性的检查结果,需要考虑是支原体感染引起的肺炎。

5. IgM抗体滴度1:40以上需要重视 针对支原体的血清抗体检查是诊断支原体肺炎的重要标准。血清学检查发现支原体抗体IgM滴度升高,达到1:40以上时,可以确诊是支原体肺炎,需要使用针对性的抗生素(如阿奇霉素)治疗。这种检测,有些医院当天可以拿到诊断结果,也有医院是3天后出报告。

6. 诊断支原体肺炎,拍胸片很重要 对于支原体肺炎的诊断来说,影像学检查比体征检查更重要。孩子得了支原体肺炎,由于体征检查症状不是很典型,在门诊时也许没有发现呼吸困难;但通过拍胸片可以看到肺部有明显病变。

支原体肺炎的胸片X线检查:多表现为单侧病变,约占80%以上,大多数在下叶,有时仅为肺门阴影增重,多数呈不整齐云雾状肺浸润,从肺门向外延至肺野,尤以两肺下叶为常见,少数为大叶性实变影,可见肺不张;往往一处消散而他处有新的浸润发生。有时呈双侧弥漫网状或结节样浸润阴影或间质性肺炎表现,而不伴有肺段或肺叶实变。体征轻微而胸片阴影显著,是本病特征之一。

很多家长担心辐射问题,拒绝给孩子拍胸片。其实,拍一张胸片的辐射影响并不大。支原体肺炎如果发生了肺实变甚至胸膜炎,听诊可能发现不了,只能通过胸片诊断。如果延误治疗,出现了肺实变以及其他的并发症,需要做CT检查,其辐射量要比X线大10倍以上;当然治疗方法也会更复杂,得不偿失。

十、科普张金哲院士的儿童恶性肿瘤四级诊疗研究

（一）前言和背景

某一天,惊闻一个您所熟悉的孩童得了恶性肿瘤,您是否震惊到不愿意相信的程度?! 2013年2月,当媒体报道6岁的童星邓鸣贺在北京市儿童医院被查出患急性白血病接受治疗时,相信全国很多喜欢这个可爱的小男孩的人都会是这种感觉。尽管邓鸣贺在最好的医院进行了规范的治疗,但是,还是不幸于2015年4月28日离开了人世,留给爱他的家人无限的哀思与痛苦。夺去邓鸣贺小朋友珍贵生命的白血病仅仅是儿童恶性肿瘤的一种。

儿童恶性肿瘤主要分恶性实体肿瘤和血液系统肿瘤两大类,其中恶性实体肿瘤占55%,白血病占45%。在我国,儿童肿瘤的发病率近10年每年都以大约2.8%的速度在增加,每年新增恶性肿瘤患儿达到3万~4万人。根据国际儿童肿瘤学会调查,目前全世界每3分钟就有一名儿童死于癌症,恶性肿瘤已经成为除意外创伤外,造成儿童死亡的第二大原因。

为了在更全面认识儿童恶性肿瘤诊疗现状的基础上,制定出更具针对性的诊疗战略,北京儿童医院肿瘤外科张金哲院士领衔的课题组承担了中国工程院科研项目"儿童恶性肿瘤治疗战略研究"。该项目在对北京儿童医院肿瘤外科开院60年来收治的万例儿童恶性肿瘤病历作比对研究的基础上,结合相关诊疗医生的经验交流及部分家长访谈,探讨了儿童恶性肿瘤的诊疗规律及预后。该项研究首次按病情轻重将患儿分为四级,并归纳总结为儿童恶性肿瘤四级诊疗方案,并在小范围内进行了推广应用。

20世纪人类已开始关注肿瘤和感染、梅毒、结核等四大疾病的防治问题,经过全世界各国同道的共同努力,目前感染、梅毒、结核这三个疾病的防治问题已基本解决,虽然没有消除,但人们已经掌握了有效可行的适宜防治办法,所以不再恐慌。恶性肿瘤是20世纪四大疾病中遗留下来尚未解决的问题,现在世界上恐癌心理很严重,过去只是担心老年人,认为儿童无癌,即使有癌也不难治。因此,本项目研究更加关注儿科医生如何携手社会及家庭,齐心协力对已经发生恶性肿瘤的儿童做到早期、合理、适宜的治疗,提高社会对儿童恶性肿瘤的防范意识,力图改善诊疗效果及预后。

（二）儿童恶性肿瘤的诊疗现状

恶性肿瘤又称癌症，很多人通常不会把这一恶性疾病同孩童联系起来，实际上包括刚出生的婴儿在内的各个年龄段的儿童都有罹患癌症的可能。由于社会公众的认知不足，儿童恶性实体肿瘤常常被发现时已经到了晚期而失去了治疗时机。儿童恶性肿瘤的特点是无症状、发病慢，常靠家长偶然发现而就诊。很多患儿，虽然就诊时还精神活泼，没有出现全身衰竭濒临死亡的临床表现，但已经是晚期，特别是腹部肿瘤，就诊时有如足月孕妇已不足为奇，因此治愈率很低。

我国实施计划生育政策已多年，一个孩子生病牵动三个家庭的幸福快乐，明知治不好，谁也不愿说放弃不治，造成在社会上广为人知的"三拖"：①拖垮患儿身体，肿瘤的耗损、治疗的摧残；②拖垮家庭经济，费用时时升级、疗程遥遥无期；③拖垮医院信誉，医生束手无策，家长丧失信心。

目前，我国儿童恶性肿瘤诊疗的专科技术水平已和国际接轨，对无扩散转移的良好型肿瘤保证患儿长期无瘤生存应该有把握，影响预后的主要因素是发现晚、诊疗晚，就诊时常常已发展为不良型晚期患儿。因此，当务之急是推广家庭自查，做到早发现、早诊断、早治疗，提高恶性肿瘤儿童诊疗后的无瘤生存率。

（三）儿童恶性肿瘤的四级划分及诊疗战略

医学由理论体系和技术体系组成，临床把这两个体系融会贯通以保障健康，医生是在与患者交流沟通中，综合基础理论知识、临床证据以及患者的需求和现状，结合自己的从医经验，在权衡利弊中为患者做出最佳选择。任何疾病都有个发生发展的过程，儿童恶性肿瘤也不例外。

儿童，尤其是小婴儿，常缺乏典型的症状和体征，给诊断带来困难，这也是儿童恶性肿瘤早期诊疗率低的原因。尽管近年来医疗设备诊断技术迅速发展，儿科疾病的诊断手段不断改善，但诊断疾病的第一手资料仍然是临床资料。儿童恶性肿瘤的早期往往没有任何临床表现，儿童没有痛苦的感觉，即处于"未病"阶段，家长也没有理由去想到儿童患病的可能。

儿童恶性肿瘤四级诊疗战略如下：

Ⅰ级未病战略：针对无恶性瘤的健康儿童，依靠家庭自查以求避免漏诊，耽误治疗。

Ⅱ级已病战略：肿瘤局限，患儿身体健康。靠综合平衡疗法。根除肿瘤，恢复健康生长。

Ⅲ级病深战略:肿瘤扩散,身体尚健康。靠超量突击疗法。避免拖拉,根除原发与继发肿瘤。

Ⅳ级衰竭战略:肿瘤扩散,身体衰竭。靠顺势疗法。安适恢复体力,寄希望于肿瘤凋亡。

为了提高早期诊疗率,张金哲院士领衔的课题组把关注点前移到"未病"阶段,并首次依据就诊时的病情轻重把恶性肿瘤患儿分为四个级别,并针对不同的级别制定出不同的诊疗防控战略。

(四)儿童恶性肿瘤四级诊疗战略的宣教

儿科学的宗旨是"保障儿童健康,提高生命质量"。本项目研究关注和聚焦于如何更加早期、更加合理化地诊疗这一当下影响儿童恶性肿瘤预后的核心问题,没有涉及如何预防肿瘤发生的问题,也没有涉及高大上的分子生物学基因工程。

本研究所提出的儿童恶性肿瘤四级诊疗战略中,最重要的是在Ⅰ级——未病阶段的家庭自查。为了推广儿童恶性肿瘤四级诊疗战略,项目组在诊疗医生经验交流和部分家长访谈的基础上,又进行了多方位多渠道多平台的宣教普及工作:

(1)倡导儿科医生门诊工作是注意对就诊者进行宣教。

(2)通过媒体、网站、广播电视、报刊撰写发表科普文章。

(3)建立了儿童肿瘤在线网站,系列介绍了几种常见肿瘤,简述临床四级战略(重点讲述家庭自查)。

(4)印发儿童肿瘤科普彩页。

(5)印刷发放《儿童肿瘤》科普手册(2005年张金哲、李威编著)。

(五)儿童恶性肿瘤诊疗战略实施的措施

1.Ⅰ级——未病　家庭自查,早期发现。该级别的患儿没有任何恶性肿瘤的临床表现,包括以下几种情况:①健康儿童;②肿瘤已发生,但患儿没有任何临床表现;③因其他健康问题就诊的患儿;④肿瘤已治愈,定期随访防止复发的患儿。对于Ⅰ级——未病级别的儿童,儿科医生的主要目的是明确有否恶性肿瘤的可能,是预防肿瘤漏诊而致发展为晚期的关键,其中家庭自查是发现Ⅰ级——未病级别患儿的重点。

下面是项目组介绍的两个易被家长接受的自查方法:

(1)洗澡时系统地全身检查由上至下按顺序擦洗,摸查全身。按照八个字的顺序:"头颈肩臂腹腿背阴"。手掌涂肥皂顺序擦洗,全身找硬包。注意头、颈、胸、背的皮肤应平软,肚皮与肋骨齐平,肛门、会阴柔软,两侧手足粗细对称。对任何异常,请教医生,必要时做个影像检查。

(2) 儿童睡熟后摸腹,仰卧位。妈妈右手五指并拢,轻按肚脐。慢慢向深层压下达脊骨,可感到有脉搏跳动。说明已从腹前壁摸到腹后壁。代表腹内既无肿瘤,也无肿胀或疼痛。儿童腹腔很小,任何部位若有病变,脐下也难摸清动脉血管的跳动。

2. Ⅱ级——己病　无痛无恐,无瘤生存。己病患儿已明确诊断为恶性肿瘤,但肿瘤局限无扩散、患儿身体基本健康无明显不适合痛苦。国内各医院都有完整明确的治疗常规,本项目希望促进向无痛无恐保存功能的更高标准迈进。精选考验有效合理的综合疗法(手术,化疗,放疗,生物疗法,其他),以精湛的手术为主实施早期实体瘤的清除。手术要求直视、无血、不挤不拉,超声波止血刀边切边探,腔镜下原位剥离。疑难部位先穿刺或术中超声波探查后再动刀。开发术前缩小肿瘤的化疗与密闭式瘤内切除或分段切除等技术。靶向治疗与精准微创外科,均有待发展与推广。

肿瘤的治疗需要综合平衡,治养结合。中医治慢性病甚至要求"三分治七分养"。西医也讲对抗疗法(如手术化疗放疗)与顺势疗法配合(如休息、营养与免疫)。恶性肿瘤对全身损害严重,手术与化疗也都不只是局部的损害,都需要相应的补偿疗法。众所周知,病了就需休息睡觉,吃些可口的。目前,国内腹部肿瘤切除后的常规医嘱大多数有这几条:①重症监护,即不让患儿见妈妈;②禁食减压,即不许吃喝;③卧床固定,即捆绑在床;④强化护理,即不顾疼痛。如此这般,如何能保护好患儿的精神食欲呢? 如何能促进健康恢复呢? 其实改一改有何不可:妈妈陪伴(住),这样做岂不是更好吗? 这也正是先进的"参与医学"精神。

当然,妈妈或家人"参与"要有一定的条件,必需条件包括:①给妈妈或家人一个陪住条件。②更重要的,培训妈妈或家人参与护理治疗操作,需要有教材和教员。③要有考核,出院时妈妈或家人的技术考核成绩代表医护的培训工作成绩。④必须使妈妈或家人了解病房院规,了解孩子的病情、诊断、病理、治疗和预后。⑤学习必要的护理操作。住院期间一切治疗护理工作尽可能要妈妈或家人亲自操作,要求熟练准确。因为患儿出院后的继续治疗,随诊观察,康复训练,都只能靠妈妈。"妈妈或家人陪住"是Ⅱ级肿瘤战略观点改革的难点和重点。

3. Ⅲ级——病深　超常突击,限期达标。患儿的肿瘤已诊断明确,虽然已有扩散但转移灶尚可清除,同时患儿全身情况尚属健康,特别是精神和食欲正常。即使肿瘤很大,儿童本人也无思想负担,就诊时仍然活泼可爱。

医疗原则是:只要有"生"的希望,即使极微也应争取。所谓的极微必须有根据,包括理论根据、临床根据、实验根据;同时也要做到合情、合理、合法。治疗方案必须有阶段性目标,方法必须有条件实行和接受,疗程必须有期限。全部治疗过程都要严格实行"参与医学(4P)与透明行医",到期无效立即停止或改为另一个方案。

病深治疗原理是"超常规剂量"的冒险试探,必须有足够的先进技术为后盾。例如:靶向治疗技术、骨髓移植、干细胞移植、器官切除移植等。要充分考虑各方面的条件,若条件不够或不允许,只能做适当的安慰性治疗,事先必须充分讨论明确。超常规剂量治疗设计必须注意以下三忌:①超过患儿承受能力;②造成严重痛苦;③表现残忍形象或明显失误致死。非常规工作,肯定是经验不足,要与家长沟通,共同承担意外风险。

4.Ⅳ级——衰竭 顺势疗法,安乐回生。患儿肿瘤已扩散并且失控,全身多方面已有生命器官衰竭。现实医学技术已无力回天。

如果患儿已经昏迷,则顺其自然死去。也有不少患儿垂死挣扎,痛苦万分;辗转哭闹,求助于妈妈或家人、医护。安乐死不合法,事实上也行不通,患儿的监护人一般也不会签字同意的。所以,我们要提"安乐生",要让孩子在有生残年,享受安乐。

首先要解除疼痛和恐惧,特别是医院治疗增加的痛苦,如各种已无实际价值的插管、造瘘、牵引、固定等,除止痛必需的治疗措施之外,尽量撤除。严重的非局灶性疼痛可用止痛泵、冬眠疗法、睡眠疗法;局灶性疼痛以局部固定、包扎、保护甚至局部麻醉为宜。

对孩子的止痛、睡好与吃好,最主要是妈妈陪同与抚爱协助完成。妈妈或家人心理创伤也可能比孩子还严重,所以安乐生的实际重点工作对象是妈妈或家人。妈妈或家人的心情如果已经绝望,如何能使患儿感到"生"的希望?

因此,首先要让妈妈或家人感到医生是在治疗,不是放弃,所以叫"安乐回生"。最好的效果是能做到儿无痛母无怨,即使患儿仍是死亡,大家都已经尽心尽力对得起孩子。

儿童恶性肿瘤诊疗战略各项举措的推广实施需要团结全国同道协作,项目组将常设短期培训班,分步骤进行学术交流及宣教。第一步:①医院要善治已病患儿,改善诊疗,争取无痛省钱。②消灭晚期,展示治癌能力。③在全社会推广家庭自查,宣传肿瘤可治,将肿瘤列入体检,号召慈善资助。第二步:①贯彻四级战略,研究基础,研制新药,自主创新,开发多快好省的靶向战术。②做到四方满意,彻底贯彻参与医学模式。③消灭恐癌,向社会交卷。第三步:①做到无痛无恐,找回白衣天使。②保证无瘤生存,搭建患儿乐园。③消灭恐医,向孩子们交卷。

（六）致敬儿科学泰斗张金哲院士

张金哲,中国儿童外科创始人之一,中国工程院院士,从医70多年,已为万余名儿童操刀手术。张金哲院士是我国儿科当前仅有的两位院士之一,目前已九十多岁高龄,仍然奋战在临床一线,每周坚持查房、出专家门诊及会诊,垂范引领当下的中国儿科医疗。他说,很多患儿看了很久、转了那么多医院,看到我这一头白发的老头,总还能比较信任啊! 我不想闲下来,工作让我长寿。

张金哲院士常说:"好的儿科大夫必然是热爱孩子的大夫。"他不仅在治疗方面为患儿着想,而且从预后、经济承受能力方面设身处地为患儿着想。他认为如能用最简便的方法、最便宜的药治好孩子的病,那才是好样的大夫。中国工程院科研项目《儿童恶性肿瘤治疗战略研究》所提倡的措施,也集中反映了张金哲院士的学术思想和医德医风。在《院士自述》中,张金哲院士用四句话表明自己的修身之道:一生努力、两袖清风、三餐饱暖、四邻宽容!

儿童恶性肿瘤的诊疗依赖的是医学科学技术,临床医学的科学思想有着深厚的哲学人文内涵。儿童肿瘤虽然汹汹然侵扰幼弱的机体,但与其他各种疾病一样,也必然会在科技进步中败下阵来。儿科泰斗张金哲院士的儿童恶性肿瘤四级诊疗战略希望发动全社会的力量,从家庭开始,医患双方齐心协力改善患儿的预后,提高全社会的健康水平和幸福指数。

十一、孩子呕吐腹泻发热4天,为何每天输注8瓶水还不好

一个来自千里之外的问诊电话,通过医疗咨询网络平台打来。用儿科医生和家长对话的方式真实记录下这一诊疗咨询过程,以分享经验,共担儿科医疗重任,促进儿童健康。

(一)急性发热腹泻

重点是防止脱水,输液也是办法之一。

家长:我女儿1岁5个月了,因呕吐腹泻发热住院输液4天了,每天输注8瓶水,为何还不好呀? 孩子精神差、小便少、不吃饭,我急死了,怎么办呀? 我是新手妈妈,没经验,您多指教啊。

儿科医生:宝宝妈妈,别急,我先了解下孩子的情况。孩子现在还有发热、呕吐、腹泻吗? 能喝点水进去吗? 每天尿几次? 拉几次?

家长:不发热了,体温已下来2天了。也不吐了,能喝水,就是不吃饭,奶喝得也少。还在拉肚子。昨天尿了8次,拉了3次。今天尿了3次,还没拉大便。

儿科医生:哦,急性发热腹泻时,重点是防止脱水,输液也是办法之一。现在听起

来好像孩子快好了呀,没有什么现在还要输液的指证,今天孩子的医生给孩子的医嘱是怎样的?

（二）非急性期

尽量鼓励孩子口服补液和治疗疾病。

家长:医生说,孩子精神还差,总是哭闹,刚入院时查心肌酶高,说明病还较重,还需要输抗感染药、抗病毒药、补液药、营养心肌药等。每天都是输8瓶,看着孩子实在可怜,一直哭闹,什么时候可以停输液呀? 什么时候可以出院呀?

儿科医生:孩子之前的化验除了心肌酶不正常外,还有异常的吗? 外周血象、大便常规有异常吗?

家长:大便正常,医生说是病毒感染。血象中CRP高,医生说是细菌感染。

儿科医生:孩子哭声有力吗? 之前有心脏病吗? 发热期血中心肌酶一过性增高,只要心功能好,不要紧,发热呕吐的原发病好了就会恢复。不放心了,可以和孩子的医生沟通做下心脏彩超,若正常,就不用静脉输注营养心肌药了。

家长:孩子入院后心电图、心脏超声心动图都做了,都正常呀! 孩子很有劲,哭的很有劲,扎针时控制她很费劲的。

儿科医生:哦,听起来孩子情况很好啊,能反抗您说明她聪明,有力量! 您看这样可行否:再请医生给孩子查个外周血象,其他的不用复查了。若血象正常,您就不给孩子输液了,出院回家,好好养护一段时间就好了。

家长:我们也想出院回家呀,孩子在医院闹得厉害,吃不进去东西,但回家了不输液孩子能好吗? 医生说孩子需要输液1~2周呢。

儿科医生:是的,孩子病后心肌和胃肠道的恢复需要1~2周,医生怕您不会养护孩子,孩子吃不好,那就不好恢复了,您有信心养护好孩子吗? 比如勤喂水,保障孩子不脱水?

家长:我也想喂好呀,但孩子脾气很倔,不吃药,喝水也困难,所以也只有输液了。现在每天输注8瓶水,孩子还不好,回家了不输液,孩子能好吗?

儿科医生:您孩子4天之前不是吃得好好的吗? 也许离开医院,到了她感到安全的地方,比如家里,她就会吃药喝水了。您不能一直让孩子在医院输液呀,总得学会喂养孩子呀,或者找个有经验的老人或月嫂帮帮您和孩子。

家长:好吧,我试试,那么,怎么喂养呢?

儿科医生:孩子腹泻了不用怕,有时还会出现呕吐发热,重点是保障孩子的入水量,避免水、电解质紊乱。

（三）儿童急性腹泻的治疗原则

（1）调整和继续饮食，不提倡禁食。

（2）预防和纠正脱水。

（3）合理用药。

（4）加强护理，对症治疗，预防并发症。

（5）必要时就诊，带孩子的大便化验。

（6）如果大便化验不提示细菌性肠炎，不需用抗生素，也不需要用抗病毒药，只需要口服点助消化、保护肠道的药物。

2天后，家长通过网络咨询平台给儿科医生发来了热情洋溢的感谢信，说孩子回家后开心了很多，吃喝拉撒睡一切都好。2周后，又发来了心肌酶复查结果，很高兴看到宝宝的化验结果都正常了。

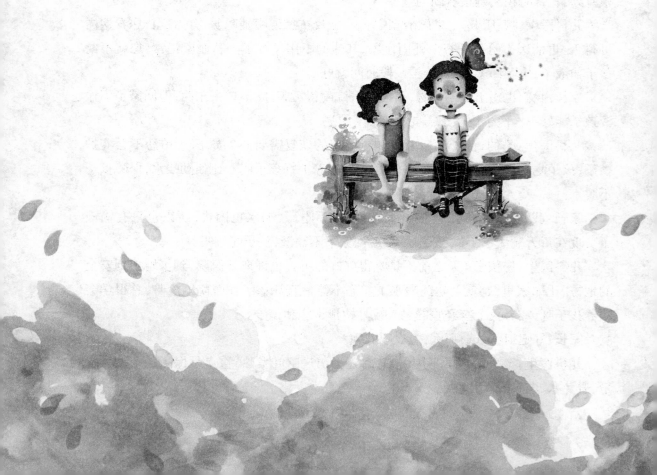